Recuperándose de una cirugía del corazón
Volviendo a casa
3era Edición

Por

Ira Levofsky

DEDICATION

THIS BOOK IS DEDICATED TO THE FAMILIES WHO STAND
STEADFASTLY BESIDE US WHEN WE COME HOME FROM
HEART SURGERY.

DEDICATORIA

ESTE LIBRO ESTÁ DEDICADO A LAS FAMILIAS QUE ESTÁN
FIRMEMENTE JUNTO A NOSOTROS CUANDO VOLVEMOS A
CASA, LUEGO DE UNA CIRUGÍA DEL CORAZÓN.

.

Contents

ACKNOWLEDGMENTS

And special thank you to Ruby Bernal Seifert, Occupational Therapist. Without all of her help this book would have stayed a dream instead of a helpful guide for all heart surgery patients and their families.

Y un agradecimiento especial a Ruby Bernal Seifert, Terapeuta Ocupacional. Sin toda su ayuda, este libro habría seguido siendo un sueño en vez de una guía útil para todos los pacientes de cirugía del corazón y sus familias..

La saga de tener una cirugía de corazón abierto…

Las cirugías de corazón abierto han existido por más de 40 años. Los procedimientos se han vuelto más comunes y seguros, aunque al mismo tiempo la complejidad de lo que puede hacerse ha aumentado.

Además, nuevas técnicas han permitido que pacientes de más edad (así como, mucho menores, incluyendo bebés) puedan recibir estas operaciones que pueden preservar y potencialmente mejorar sus vidas. El abordaje quirúrgico, el tamaño y localización de la incisión así como el "hardware" (válvulas, injertos, etc.) utilizados han evolucionado también.

Existen los llamados procedimientos "mínimamente invasivos" y las opciones "fuera del bombeo" (por ejemplo, que no inciden en la maquinaria de pulmón y corazón), e incluso hay disponibles procedimientos que no requieren incisión alguna (por ejemplo reemplazo de la válvula percutánea).

Independientemente del procedimiento o técnica, ésta sigue siendo una experiencia que puede alterar la vida de usted o de alguien que conoce y no debe tomarse a la ligera.

La importancia de tener la mejor actitud que pueda tanto en el preoperatorio como en el postoperatorio, así como un fuerte sistema de apoyo no pueden ser subestimados.

Lo que el señor Levofsky ha hecho con este libro, basado en su propia experiencia de vida con la cirugía cardiaca es muy especial y ayudará a los pacientes y a aquellos en su red de apoyo. Ha utilizado su ingenio, humor, educación, honestidad y su estilo de escritura para presentar un vistazo entretenido y esclarecedor de un evento importante en la vida.

Espero (y creo) que este libro será tan educativo, agradable y a veces aleccionador, como lo fue para mi.

Lo felicito por este logro, y le deseó a usted y sus seres queridos lo mejor al iniciar esta travesía. Mantengan la cabeza arriba y cuando se caigan… levántense.
Daniel S. Goldman   MD, FACC, FHRS

Electrofisiólogo Cardíaco de Palm Beach, Delray Beach, Florida.

¡Importante!

¡Quien sea que lo recoja en el hospital tiene que leer este capítulo antes de hacer el viaje a casa!

Volviendo a casa

En lo que se refiere a las cirugías del corazón nos hemos dado cuenta que la mejor manera de abordar la experiencia es empezar por el final.

Así que estas listo para volver a casa! No más pitidos, no más zumbidos, métanse esos termómetros en sus… oh, disculpen.

La simple idea de ir a casa nos excita los sentidos y nos motiva.

Te guste o no, virtualmente no tienes control alguno sobre lo que está por ocurrir o lo que ha ocurrido con tu cirugía.

Sin embargo tienes todo el control sobre hacer que tu recuperación sea más sencilla, con menos estrés y más segura.

Hoy, vas de vuelta a casa.

Parece un espejismo, lo último que recuerdas… no puedes recordarlo.

El tiempo ha pasado tan lento y sin embargo han transcurrido varios días.

Te sientan en el borde de la cámara esperando que regrese una persona sin nombre o rostro a quien has visto cientos de veces.

Junto con una gran sonrisa, traen una orden de alta médica firmada por otro doctor más.

"¿Silla de ruedas? No necesito una mugrosa silla de ruedas."

2

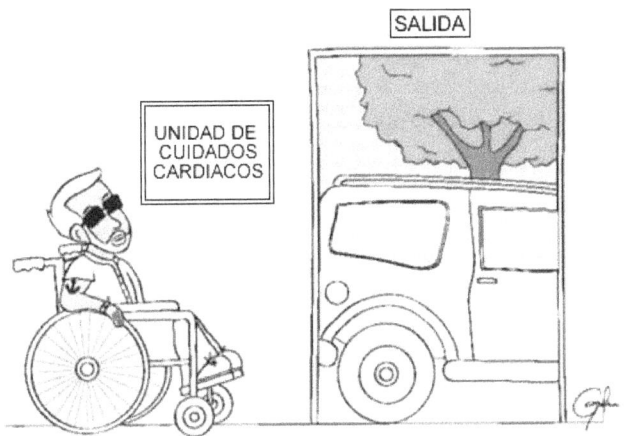

Pero mientras te mueves en tu silla de ruedas esperando por otro doctor desconocido para que te firme otro documento que te llevará más cerca de la libertad, aquí viene tu entrevista de alta médica.

Y luego de una discusión sobre tu salida a toda prisa te entregan cualquier cosa entre tres páginas mimeografiadas (¿Recuerdan ese olor?) verdes y amarillas en dos carpetas llenas de que hacer y que no después de una cirugía, con un CD de música relajante incluido.

Ojalá el laxante haya hecho su trabajo y tengas ese mágico movimiento intestinal que encabeza las listas de requerimientos para recibir el alta médica.

Te recomiendo que si tienes problemas para tener el famoso movimiento intestinal le des un vistazo a la factura médica y te prometo que lo tendrás. Con tus carpetas en el regazo y tus seres queridos a tu lado, lo siguiente que sabes es que te están empujando, arrastrando y chocando en la silla de ruedas y de vuelta al mundo.

Tú estás más que listo ¿Pero están ellos listos para ti?

Abordemos primero lo primero.

Con la mayoría de las cirugías del corazón siendo del tipo 'date prisa y hagámosla', probablemente no has tenido el tiempo de practicar tus habilidades para empacar tu ropa y otros artículos.

A diferencia de una mujer embarazada, que empacó con tiempo un bolso meses antes con algo de ropa para cualquier humor y condición ambiental, a ti seguramente te trajeron con las sirenas de la ambulancia a todo volumen. O como mucho, con un día de antelación en medio de una preocupante mañana nublada.

A menos que le des instrucciones muy especificas a un miembro de tu familia u otra persona que te llevará a casa, podrían traerte la ropa equivocada para salir del hospital.

Podrías tener una experiencia innecesariamente horrible y muy memorable por venir.

Vaqueros de diseñador y camisetas apretadas no son una elección adecuada para esta aparición en la pasarela.

Primero que nada, has pasado los últimos días siendo sacudido, abierto, empujado y arrastrado por todos lados.

Estar con frío y cansado es la nueva normalidad. Pantalones de chándal cómodos y una sudadera holgada, zapatos deportivos suavemente amarrados o unas zapatillas son el Versace y Armani de la ropa para volver a casa.

Tener una camiseta de algodón suave con un calido y confortable suéter de botones o cremallera son el orden del día.
Lo importante aquí es que no tienes que ponértelo por encima de la cabeza y causarte molestias en el esternón.

Añadir luego unos pantalones de chándal y zapatillas serán la combinación perfecta para que llegues a casa con calidez en invierno o para mantenerte protegido del aire acondicionado del coche en verano.

Estar calentito y protegido es el objetivo principal.

Así es fácil refrescarse abriéndose un botón o subiendo el aire acondicionado.

Por otro lado, es casi imposible quitarse los escalofríos no importa cuantas capas de ropa añadas. Especialmente en tu estado debilitado actual tanto de cuerpo como de mente.

Por favor recuerda que tus seres queridos han tenido que pasar por esta cirugía contigo y están preocupados, confundidos y exhaustos, tal como tu.

Ellos podrían no tener la cabeza clara como para entender tus necesidades de vestuario sin que los ayudes.

Todos están ansiosos de llevarte a casa y te traerán lo que te pondrías en cualquier día normal.

Nunca olvidaré esa fresca mañana de diciembre en el norte de Nueva York cuando mi esposa vino por mí al hospital.

Le di algunas instrucciones rápidas sobre lo que necesitaba y en medio de su ansiedad me trajo una chaqueta de trabajo del garaje para hacer el viaje a casa.

Fue lo único que encontró cercano a lo que le pedí.

De ningún modo es su culpa, pero aun me ahogo cuando recuerdo ese viaje a casa oliendo a combustible de podadora.

Consumida por el trabajo, los viajes de ida y vuelta al hospital, la familia no había comido durante días, así que comieron McDonalds en el coche de camino a recogerme.

Recuerdo claramente como el horrendo olor de la comida rápida de hecho ocultaba el olor de mi chaqueta.

Hoy, más de diez años después, el olor de esas patatas fritas aun me hace querer vomitar.

Como se podrán imaginar, para mí, el ver a un tipo conduciendo una maquina de podar el césped mientras come papas fritas, me hace pasar una muy mala tarde.

Lo que pretendo explicar es que el 100% de las personas que entrevisté para escribir este libro, estamos de acuerdo en que estarás súper sensible por un tiempo luego de operarte.

La mayoría de los que han contribuido con este libro me hablaron de su incapacidad para estar en un cuarto con flores, perfume o incluso un Taco Bell, luego de experimentar estar atrapado en un coche o cuarto con estos poderosos olores.

Tu condición de debilidad y capacidad sensorial aumentada hace que tu sentido del olfato sea súper sensible al salir del hospital.

Tendrás calor, y luego frío.

Te quedarás adormilado y luego despertarás de golpe.

Todos tus sentidos estarán elevados a los niveles de O' Hombre arañã (Spider-Man), como cruzando el aire sostenido de una cuerda.

Toma esta oportunidad para ponerte de acuerdo con quienes te van a recoger y a preparar tu hogar para que tengas un suave aterrizaje.

Intentar evitar todos estos asaltos a tus sentidos, cuerpo y mente, en lugar de tener que superarlos es muy deseable y te ayudarán a acelerar una confortable recuperación.

Esto aplica el doble para tu hogar.

En especial para el cuarto en el que estarás atrapado mientras te recuperas.

Los olores, incluso los familiares, se han convertido repentinamente en tu enemigo.

Lo primero que debes hacer es pedirle a todos que se abstengan de olores y sonidos que son normales para ellos y que solían estar bien para ti.

Pero recuerda, tus niveles de molestia serán repentinamente de tamaño gigante y nadie lo entenderá.

Eliminar estas distracciones incómodas por adelantado harán que tu transición de vuelta a casa sea mucho más confortable para todos los involucrados.
Confía en mí con este tema.

La cirugía que acabas de tener convertiría a la Madre Teresa en Vlad el Empalador sin aviso.

Nadie querrá estar cerca de la persona en la que te convertirás cuando las cosas no salgan como quieres.

(Este punto se discutirá en profundidad más adelante en el libro).

Conductores, enciendan sus motores y tengan sus rutas preparadas.

Empecemos con el viaje a casa, que en si mismo puede ser un problema si no preparas a todos para ello.

Como no estarás en condición de conducir a casa desde el hospital y de hecho te dirán que no puedes conducir por varias semanas luego de la operación, necesitarás que alguien más conduzca.

Y tendrá que conducir no solo en el camino a casa, sino para llevarte al doctor, rehabilitación y cualquier lugar al que tengas que ir.

Yo soy un mal pasajero para empezar, pero recógeme en un coche de dos puertas que huele como un falafel de hace 10 días e intenta meterme a empujones en el asiento de atrás y me convierto en Atila El Pasajero.

¿Qué hay de ti?

Por cierto, durante varias semanas para ir a casa desde el hospital y a cualquier otro lado, tendrás que ir en el asiento de atrás para evitar que las bolsas de aire presionen tu pecho en caso de accidentes.

Además, no podrás usar el cinturón de seguridad porque también irritará los huesos del pecho que en este momento están unidos por piezas de perchas de tintorería.

Nota rápida: Una vez que estés conduciendo de nuevo, ve a un Hope Depot y por muy poco dinero compra un (clip) gancho metálico industrial de lavandería.

Un gancho de cocodrilo grande que puedas poner en tu cinturón de seguridad para darte un poco de espacio y quitar la presión del cinturón de tu pecho.

Al día de hoy todavía utilizo el gancho cuando conduzco.

Si alquilo un coche y olvido mi gancho, mi primera parada es siempre en un Home Depot.

Me lo puedes agradecer después.

Ahora, recordando que para el viaje a casa tendrás que ir en el asiento de atrás, sin cinturón de seguridad, asegúrate que la persona que te recoja deje el coche miniatura en casa eléctrico en casa.

Haz que vengan por ti en una agradable camioneta utilitaria de alto consumo de combustible o una minivan con puertas deslizables, incluso si tienen que alquilarla.

Pídeles con antelación que mantengan el vehículo tan libre de olores como sea posible.

Pero sobre todo diles que dejen a los niños y mascotas en casa.

También insiste en que como ya la cirugía pasó y no hay ninguna situación de emergencia, no hay absolutamente ninguna prisa.

Indícales que necesitan conducir lentamente, sin sacudidas ni saltos y definitivamente sin giros bruscos.

Luego, como diría Frank Sinatra

"Let the sun shine in baby." ("Deja que brille el sol nena.")

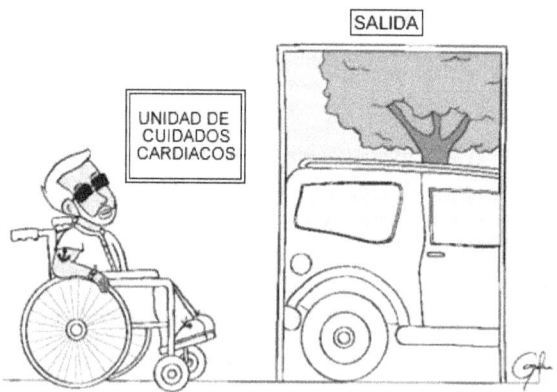

Un detalle muy, muy importante es que te asegures de tener gafas de sol puestas antes de salir por la puerta principal del hospital.

Recuerda que has estado bajo luces fluorescentes por días y con las pupilas dilatadas a causa de los medicamentos, escuchando voces que solo tú podías oír.

En tu condición, salir del hospital a la luz del sol bien podría convertirse en una representación de Béla Lugosi como Drácula viendo como el sale el sol en los frondosos bosques de Rumania.

Si, estarás extremadamente sensible a la luz del sol.

Lo último que necesitas es un palpitante dolor de cabeza con un instantáneo golpeteo producto de tu repentina salida a la brillante luz del sol.

Lo mejor que puedes hacer es ponerte esas gafas oscuras en el elevador del hospital y llevarlas puestas hasta que estés a salvo en tu casa.
También es una buena idea decirle a alguien en tu hogar que baje persianas o cierre las cortinas en casa, para que no tenga tanta luz.

Mantener las persianas parcialmente abajo o las cortinas un poco cerradas por un día o dos, mientras tu tolerancia al sol se normaliza es importante.

Y las cortinas cerradas significan que debes tener las luces prendidas o, Hogar dulce, ouch.

Las luces son necesarias ahora que los efectos de tus nuevos snacks, los laxantes y barras de cereal con alto contenido de fibra, casi siempre llegarán en medio de la noche.

Y de nuevo, confía en mí que no estarás viendo por donde caminas cuando seas forzado a tomar una enérgica y larga caminata al baño.

(Definición de una larga caminata: Unos pocos metros son ahora un enorme logro)

ATENCIÓN: Limpia esos pasillos, guarda los zapatos, floreros, baratijas o lo que sea que esté en el piso.

Esas cosas de uso diario como el pingüino de madera con esquís de un metro de alto que compraste en un mercado durante unas vacaciones son ahora una bomba de fabricación casera para tu rehabilitación.

Además, las alfombras están estrictamente prohibidas. Con respecto a las alfombras no es el momento de probar las limitaciones del término antideslizante.

Lo mismo aplica para la ducha. Las cintas antideslizantes, y muchas de ellas, son tu mejor protección.

Construye una barrera que te separe del piso de la bañera.

El brillo sedoso que le dará a tu cabello el champú para bebés pronto estará entre tus pies y el piso de la ducha.

A menos que desees recrear las escenas donde se arranca la cortina del baño de tantas películas de terror famosas, ponle cinta antideslizante a la bañera y el piso de la ducha.

Hablando de baños, deja papel sanitario extra al alcance de la mano.

Al menos de momento, retorcer tu cuerpo para limpiarte con la mano es virtualmente imposible.

Podrás volver a hacerlo pronto, si realmente lo deseas.

Recordemos que recientemente te abrieron el pecho y lo unieron de nuevo, cualquier movimiento complicado, incluido el contorsionarte para limpiarte son mal vistos.

Ahora pasemos a tu otro trono.

Ese suave y confortable sillón que solo usas tu, tal como Archie Bunker de la serie de los 70 All in the Family; ese que has moldeado a cada curva de tu trasero, es, probable y tristemente, tu nuevo peor enemigo.

Una silla de cocina con un respaldo duro y con apoyabrazos buenos y fuertes en los cuales apoyarte, será por un tiempo tu mejor amigo, mejor aliado y pieza favorita de mobiliario de toda la casa.

Una vieja caja de cartón con un cojín a tus pies y estarás en la gloria.

Necesitas una silla con apoyabrazos que te ayudará no solo a levantarte, sino a estirarte cuando tengas esos molestos dolores de pecho y calambres en los hombros.

Ese grado de movilidad adicional te devolverá el sentimiento de autosuficiencia e independencia al instante.

El banquillo temporal para tus pies no solo mantendrá tus piernas levantadas, sino que además podrás patearlo cuando te frustres con menos riesgo de lastimarte un dedo.

Ahora, el que hayas hecho más sencillo para ti el ponerte de pie y movilizarte no quiere decir que no puedas mandar a que te traigan una bebida o una revista que leer.

Algo que probablemente debas tener en cuenta es que en el hospital, mientras tú estabas ocupado en otras cosas, tus seres queridos fueron aconsejados por muchas caras extrañas que nunca llegaste a ver.

Ellos recibieron instrucciones en general de dejarte hacer todo por ti mismo, porque eso acelera el proceso de recuperación.

Acepta el reto.

Con cuidado y lento son las nuevas palabras más importantes en tu vocabulario.

El mejor método, en el que nosotros los experimentados en cirugías del corazón estamos de acuerdo, es hacer todos los movimientos lenta y deliberadamente.

Debes proceder como si estuvieras caminando en un extraño cuarto oscuro cuyo piso está cubierto de hielo.

Lo creas o no, tu casa y tu rutina diaria volverá a la normalidad pronto.

Te darás cuenta el día que estrelles tu dedo del pie contra el maldito pingüino de madera.

OK, así que ya estas en casa ¿Y adivina que?

Tienes frío y todos los demás tienen calor

Tienes calor y todos los demás frío.

La televisión apesta, tener gente a tu alrededor te fastidia y te molesta.

No tener gente alrededor también te fastidia y te molesta.

Estas solo entre una multitud y en general, aún estas fuera de ella tanto física como mentalmente.

La anestesia en tu sangre hará efecto y te pondrá a dormir instantáneamente por distintos períodos de tiempo sin advertencia.

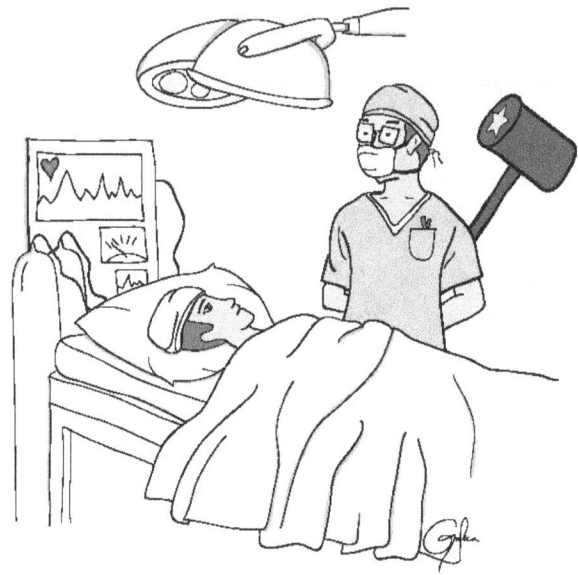

Estas siestas inesperadas harán imposible que te sometas a un régimen de sueño durante los primeros días.

Incluso con la recomendación de tu bienintencionado grupo de expertos, ni lo intentes.

Confucio dijo "Cuando estés cansado duerme y cuando no, no", y estamos de acuerdo.

Suena sencillo, pero siempre habrá alguien que quiera que vayas a dormir porque ya es tarde.

Después de todo es cuando todos los demás se van a dormir.

Lo hacen por tu bien y espera que estés cansado, a pesar de que has estado durmiéndote y despertándote todo el día.

Por otra parte, hay personas que querrán venir a visitarte y si no estas listo simplemente diles que no a los visitantes.

Si por casualidad se sienten ofendidos porque no estas listo para verlos aún, mala suerte.

Acabas de tener una cirugía grande, sobreviviste y estás intentando volver a la normalidad.

El sentido común dicta que esta cadena de acontecimientos ciertamente te da el poder para determinar tu horario de visitas.

Si negarte no funciona, intenta mandarlos al demonio.

Te perdonarán.

Además, cuando la gente viene a verte poco después de una cirugía, tienen miedo de hablarte, no saben que preguntar y seguramente se pondrán mucho perfume.

Si no puedes evitar que vengan, les invito a usar mi método favorito personal, probado por mucho tiempo, que es simplemente irte a dormir.

Esta es una técnica para la que tendrás una habilidad de nivel de Equipo de Operaciones Especiales Militares justo después de tu cirugía.

Normalmente los visitantes se habrán ido cuando despiertes o se irán poco después de eso.

De hecho, cuando recién vuelvas a casa del hospital, si lo combinas con una cabeceada, puedes aprovechar la oportunidad para mandar al demonio a tu suegra o tu jefe, lo olvidarán rápidamente y culparán a la medicación. Jajaja.

La gente se incómoda en situaciones incómodas

Una vez que te sientas listo y recibas visitantes, puedes esperar que la gente venga y te observe por un rato, digan poca cosa y luego simplemente sigan adelante.

Si, felicidades, te has convertido en una exhibición de museo.

Todo el mundo te dirá que luces genial, incluso si te ves terrible ¿Pero sabes que?

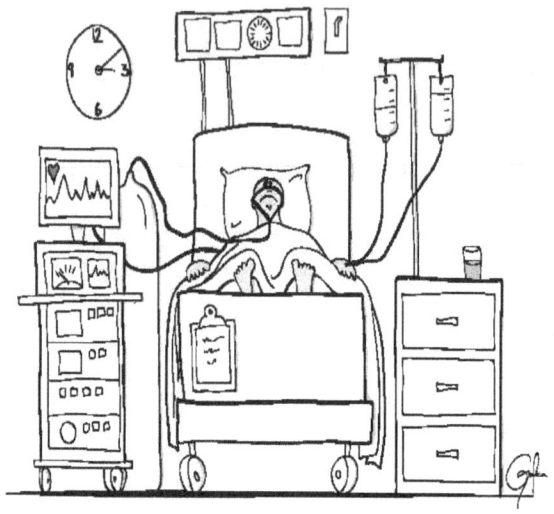

Tú eres genial.

Derrotaste al sistema, tuviste una cirugía importante y estás de vuelta en tu hogar, recuperándote.

Bien hecho y bienvenido a casa.

Los hechos reales

Estas muerto de miedo.

Está bien, así lo estuvimos todos, así estuve yo.

Cientos de miles de cirugías del corazón se hacen con éxito cada año y felicidades, ahora eres solo un número en esa estadística.

Mi bypass cuádruple fue un milagro de la cirugía hace más de 13 años, pero ahora lo hacen como si fuera un procedimiento de remoción de cera del oído, con un enfoque de producción en masa y un protocolo de recuperación que nos sirve a todos.

Ya sea que te acaben de decir que tienes que ser operado o que te lo hicieron recientemente, tanto yo como las personas que contribuyeron sus opiniones y experiencias para este libro, queremos ayudarte a ti y tu familia.

Cientos de miles más, que han pasado por lo que tú estas por experimentar, son la prueba viviente de que uno, diez e incluso veinte años o más después todo estará bien.

Por cierto, si no te terminas este libro antes de tu cirugía, necesitarás algo que hacer para los días después del procedimiento.

Puedes simplemente empezar desde el principio, así que recuerda tus anteojos para leer.

Y si estás listo para reírte, por favor busca mi nombre en Google, Ira Levofsky y mira si alguno de mis otros libros te ayudará pasar el tiempo con una sonrisa.

¡IMPORTANTE! Quien esté a cargo de llevarte a casa debe leer el Capítulo Uno, astutamente titulado Volviendo a Casa, antes de que de hecho vuelvas a casa.

Cuando era un hombre joven, un sujeto muy inteligente me dio un consejo que siento que es perfecto para la situación en la que ahora te encuentras.

Ahora te daré este consejo a ti bajo la condición de que una vez lo uses, seguirás dándolo a otros en el futuro, donde y cuando veas que sirva, tal como yo he hecho.

En los tiempos que los teléfonos públicos estaban en la planta baja del vestíbulo, las cirugías del corazón, la televisión a color y el viaje espacial eran ejemplos modernos de la llegada del futuro, mientras esperaba que lo llevarán a que le hicieran su cirugía, este tipo me dijo:

"No te preocupes por cosas sobre las que no tienes control. Usa tu energía, emoción y capacidad mental para prepararte para las cosas que vendrán sobre las que si tienes control".

Y tenía razón.

Tienes que recordar que no hay nada que puedas hacer para ayudar en la cirugía.

Sin embargo hay muchas, muchas cosas que puedes hacer que tendrán un efecto muy positivo en el confort y facilidad de tu recuperación en el futuro inmediato, así que empecemos.

Tu preparación y comunicación en este momento con las personas que te ayudarán a ir a casa y estarán allí para ayudarte a recuperarte es crucial para la calidad de las siguientes semanas de tu vida.

Este es tu libro de jugadas para el día del juego que ha sido escrito y reescrito con la contribución de otros.

Otros, que justo como tú y como yo ya han tenido las mismas sorpresas al volver a casa luego de una cirugía.

Como las noches en vela, crujidos y tronadas, repentinos ataques desconocidos de falta de aliento, dolores sordos, dolores agudos e ideas locas.

Todas las cosas que podrías experimentar potencialmente conforme pase el tiempo.

Hay un rasgo común que aparece en los relatos e historias de los colaboradores de esta guía de recuperación.

Parece que la mayoría de nosotros teníamos miedo y estábamos solos en el más inoportuno de los momentos.

En ese mismo momento, muy tarde de noche o a mitad del día rodeado por seres queridos, no había nadie que de verdad entendiera por lo que estábamos pasando.

Absolutamente nadie estaba disponible al que pudiéramos recurrir por respaldo o apoyo.

Es mi sincera esperanza que este libro ayude a ofrecer tan necesario apoyo.

Fue diseñado para convertir las sorpresas en expectativas, dándote algo de visión, un vistazo a eventos futuros para ayudarte a entender lo que ocurre.

Recuerda, "Recuperándose de una cirugía del corazón – Volviendo a Casa" fue escrito pensando en ti.

Está escrito tanto desde tu perspectiva y como una guía para ayudar a otros a ayudarte con el viaje, la llegada a tu casa y continuando tu recuperación.

Por favor permíteme apoyarte como un amigo que entiende cuando nadie más está allí.

Ser una luz en la oscuridad y una reconfortante confirmación de que no eres el primero en sentir lo que sientes y que estarás bien.

Sabiendo que muchos otros han experimentado lo que ahora sientes, junto con el conocimiento de que otras inusuales, locas e incluso atemorizantes cosas puedes esperar, te ayudará a estar más preparado y un poco menos asustado.

Muy buena suerte o como dijo un colaborador que fue operado del corazón hace 15 años:

"Nos vemos del otro lado".

Estoy bien, tú estás bien

Para empezar, lleguemos a un sencillo acuerdo.

Tenemos que acordar que "bien" es un término relativo que significa diferentes cosas para distintas personas.

Más gente de la que puedo recordar me dijo "estás bien" o "estarás bien".

Si no lo escuché una vez, lo escuché mil veces.

"Estarás bien y de vuelta al trabajo en dos semanas, al igual que todo el mundo".

Me han dicho que "te sentirás bastante normal en tres meses".

Y mi favorita de todos los tiempos, que "harás las mismas cosas que hacías antes de la cirugía en solo seis meses".

Déjenme decirles esto aquí y ahora.

En mi opinión personal, el sujeto que pudo hacer todo lo que hacía luego de solo seis meses, no hacía gran cosa antes de su cirugía.

Todos los que contribuyeron a este libro se han recuperado a diferentes ritmos.

En el cronograma de su propio cuerpo y a todos los dijeron lo mismo.

Estás bien.

No te preocupes, pronto serás el mismo de siempre.

Una vez más, aquí estamos, prueba viviente de que de hecho puedes recuperarte de esta gran experiencia abrumadora, pero probablemente no en el tiempo que te dice cualquiera.

Así que el consejo aquí es que intentes no deprimirte o descorazonarte si todavía te quedas sin aire luego de llegar al final de un anaquel.

O si te quedas dormido por un minuto que se extiende a dos horas de vez en cuando.

Es solo que tu cuerpo se está desquitando por esos trozos de pizza extra luego que ya estabas lleno.

O por esas noches de tartas de queso con doble chocolate y cerezas tan grandes que eran como para dos personas, incluso cuando sabías que no debías comerlas.

(Discúlpenme un momento, me acabo de babear sobre el teclado, déjenme limpiarlo con una toallita de papel qwervgjdliefdupdedf g0d;plo 8r6fvgsbndxc todo arreglado, ahora, donde nos quedamos, ah sí).

O esos cigarrillos y puros que finamente han dejado secuelas en tu salud.

La buena noticia, y siempre hay buenas noticias, es que has superado estas cosas.

No puedes cambiar lo que ha pasado, pero eres el indiscutible Maestro y Comandante de tu futuro.

Una turba de doctores y enfermeras con nada más que buenas intenciones, te dirán una y otra vez que estás bien y que pronto serás el mismo de antes.

Y sin lugar a dudas estarás bien, sin embargo, como la persona que acaba de ser atropellado por el camión de 9 ejes de la vida, te tomará un poco de tiempo recuperarte de la caída y múltiples golpes que acabas de resistir.

No culpes a los trabajadores médicos ya que solo están haciendo su trabajo diciéndote lo que les enseñaron a decir.

Afortunadamente para ellos y bueno, desafortunadamente para ti, la mayor parte de quienes te dan consejos no han experimentado lo que tú.

No tienen conocimiento de primera mano sobre lo que sientes, experimentas o piensas en este momento.

Allí es donde nosotros, la hermandad de los que nos abrieron el pecho, entramos en escena.

Hemos estado allí, haciendo eso.

Todo, desde la ansiedad, la boca seca, babearse por el lado izquierdo, espera, ahora el derecho, la contracción, el tañido, el crujido, tronar y el rezumar.

Estamos contigo en cada paso del camino.

Estas cosas, algunas o todas ellas te ocurrirán y sí, todos las tuvimos, pasamos por allí o aun las estamos pasando.

Esa joven enfermera que te está tomando la presión arterial probablemente nunca ha tenido un recuerdo repentino como el que acabas de tener y que igual de rápido ya no puedes recordar.

¿Por dónde iba?

Tu memoria va a sufrir, pero la mayoría regresará.

Desafortunadamente incluso las cosas que preferirías olvidar, como esa horrenda cita en el baile de graduación.

Al menos ella no tenía barba.

Cuando alguien me dice que espere y no tienen la experiencia personal, simplemente recuerdo todas las veces que he escuchado a una mujer decir:

"Ten un bebé y después dime que algo es duro."

He dicho.

El punto de esto es que el cirujano que te operó y el doctor que te está cuidando luego, solo tienen de referencia el consenso de lo que han tenido sus pacientes para formarse una opinión.
Cada una de esas opiniones es un nivel de lo bien que estás y lo bien que estás progresando.

Estás bien, pero necesitas otra pastilla; bien pero necesitas más ejercicio; bien pero necesitas hacer dieta y así sucesivamente.

Toda esa información ha sido cuidadosamente compilada de las muchas visitas de 3 minutos a pacientes con médicos y enfermeras haciendo preguntas del tipo "en la escala del 1 al 10".

Recuerdo a una enfermera que me dijo que debería tener sexo cuatro veces al mes.

Yo estaba dispuesto, pero ella nunca vino.

OK, hora de ponernos serios, así que aquí llegamos a la parte de los consejos.

Si te duele, asusta a ocupa tu mente más de lo que debería.

No te sientes a preocuparte, te provocará arrugas que no combinarán con tus cicatrices.

Anda a ver a tu doctor.

Para eso les pagan.

Incluso si le restan importancia como algo de todos los días, encaja en alguna categoría de tipos de queja, te sentirás mejor si se lo cuentas al médico.

Además, el olor de la oficina del doctor junto con las batas blancas, el pago de la consulta y las revistas con dos años de antigüedad pueden ser muy reconfortantes.

Sí, tu regreso ocurrirá, pero será a su propio ritmo.

Como se discute en este libro, hay muchas cosas que puedes hacer que harán que tu recuperación sea más confortable y exitosa, pero tu cuerpo se reparará a sí mismo a su ritmo, tal como ha hecho toda tu vida.

Y durante uno de esos interminables viajes a rehabilitación, repentinamente te darás cuenta y verás con tus propios ojos que finalmente estás en camino a volver a ser quien eres normalmente.

Ese es el día en que te darás cuenta que estas cansado de escuchar a todo el mundo quejarse de sus cirugías, entonces sí que estarás bien.

¿Quien es ese monstruo en el espejo?

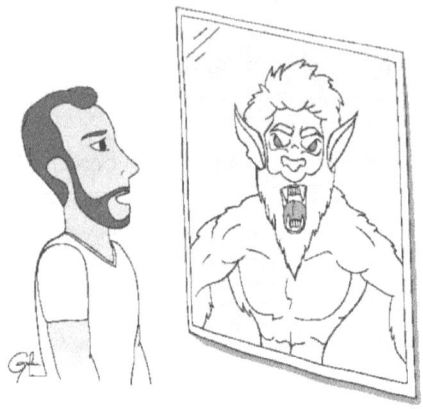

¿Quien es ese monstruo en el espejo?

"¿Qué diablos os pasa?
¿Podéis iros y dejarme solo, por favor?"

Después de tu cirugía, habrá días o noches en los que te darás cuenta que todos a tu alrededor son un dolor de muelas.

Podrías, como muchos de nosotros hemos hecho, hacer todo lo posible para que salgan de tu vista, de tu vida e incluso de tu memoria.

Esto puede ser en un mes, quizás tres e incluso nueve meses después de tu cirugía.

No hubo un verdadero promedio de la cantidad de tiempo que pasó para que este cambio ocurriera, pero casi todos los entrevistados del club del corazón abierto lo experimentaron a cierto nivel.

Este momento es cuando empezarás a ser, de acuerdo a como lo describieron los esposos y esposas de personas operadas de corazón abierto que he entrevistado, el más grande y malvado monstruo sobre la faz de la tierra.

¿Se trata de los medicamentos afectándote la sangre y la cabeza?

Quizás tu sangré está tan diluida en químicos que tu cerebro no recibe lo que necesita.

Hablando de sangre diluida, la mía todavía lo está tanto que me corté afeitándome el martes y el viernes aún estaba caminando por allí con un trozo de papel sanitario pegado en la cortada.

Esto nos lleva a una rápida discusión sobre siempre llevar un suéter.

Preferiblemente uno con capucha y botones o un cierre frontal listo para usar donde quiera que vayas.

Una vez tu sangré esté súper diluida y corriendo a través de la recientemente reparada pista de carreras alrededor de tu cuerpo, vas a adquirir respeto por el aire acondicionado y por las noches frescas en verano.

Con respecto al frío del invierno, es como en la película Ice Station Zebra y tú eres ese tipo que está en la remota estación de vigía.

Importante: Los cierres y botones son lo mejor. Debes evitar sacarte el suéter por encima de la cabeza y poner una presión innecesaria en tu esternón.

OK, de vuelta a ti, convirtiéndote en una persona miserable.

Me doy cuenta muy claramente de que tu vida, que recién ha sido salvada, ha sido alterada de una manera que la mayoría de las personas solo puede imaginar, pero todo este cambio de personalidad es algo que aparece sin avisar de la nada.

Un hombre, ocho meses después de su cirugía empezó a llorar por su madre en medio de nuestra conversación.

Probablemente fue porque pensó que yo entendería su dolor y angustia como alguien que pertenece a su mismo club.

Otro, un año después de su cirugía, era tan mezquino y vulgar como te puedas imaginar, quejándose de todo y todos para luego caer en una rabia silenciosa, viéndome fijamente, no, mirándome.

Bienvenidos a "El Silencio de los Corderos" en el Dunkin Donuts de las entrevistas para el libro.

Una mujer dos meses después de su cirugía me dijo que fue su hijo el que le provocó su condición cardiaca, y que ahora pueden todos sufrir con ella.

Mi esposa me dijo que yo era igual de malo y horrendo después de la cirugía que antes de entrar en ella, solo que con un poco más de volumen.

Por extraño que parezca, recientemente volví a contactar a algunos de mis amigos que simplemente se dieron por vencidos en tratar de comunicarse conmigo, simplemente los aparté y los forcé a salir de mi vida.

Esto luego de mi transformación personal en el demonio de Tasmania.

Solo imagina hablar con una persona, por muchos años, cada día en nuestros respectivos viajes al trabajo.

Él y yo hemos estado trabajando en la misma compañía en diferentes ciudades.

Nos quejamos y nos reímos atravesando el tráfico juntos casi cada día y luego lo recapitulamos de nuevo los fines de semana.

Entonces, un día le dije que se largara de mi vida y le colgué el teléfono.

Como un verdadero amigo, intentó contactarme una y otra vez, pero simplemente le taché de mi lista.

Varios años después lo llamé como si nada hubiera pasado y le pregunté que como estaba.

Él siguió la conversación como si hubiéramos estado hablando el día anterior y todo volvió a la normalidad entre nosotros.

Una o dos veces sacó el tema de lo mal que estaba de la cabeza luego de mi cirugía.

Afortunadamente para mí el mundo está mucho peor de la cabeza que yo, y es un mejor tema, así que la conversación nunca llegó a ningún lado.

Además, no tuve que explicar que fue lo que pasó.

Y esto es realmente bueno, porque al día de hoy, no tengo idea de que pasó.

Mi amigo de más de 30 años tuvo una cirugía de válvula cardiaca (válvula de cerdo) hace casi cuatro años y le va bien.

Hace no mucho, me mencionaron en más de una ocasión, cuan malo y horrendo se volvió luego de su operación.

Pues bien, lo he visto fallar un golpe de putt a dos pies del hoyo y sé que tan feo se puede poner.

Cada paciente de una cirugía del corazón con el que he hablado ha tenido el mismo problema de un modo u otro.

Cada familiar con el que he hablado ha tenido la misma queja a distintos niveles.

Cada doctor ha tenido la misma, pero diferente respuesta de por qué sucede esto.

En lugar de tratar de entenderlo, mi única recomendación es que esperes que ocurra.

Prepárate a convertirte en la persona arrogante que todos aman odiar.

Si quieres, puedes advertirle a la gente que probablemente ocurra.

O simplemente puedes usar esta oportunidad para deshacerte de algunos vecinos o amigos y familiares que no te agradan.

Pero una cosa es segura, casi el 100% de los entrevistados, yo incluido, tuvimos cambios de personalidad temporales en distinto grado y tiempo de duración.

De gruñón a un completo monstruo, todos somos victimas de este cambio de personalidad.

Espéralo, advierte a otros, consigue un calendario de fases lunares y coloca la bala de plata en la recamara.

Tienes que estar tan preparado como puedas. Estas a punto de convertirte en el "monstruo en el espejo."

¿Quien es ese monstruo en el espejo?

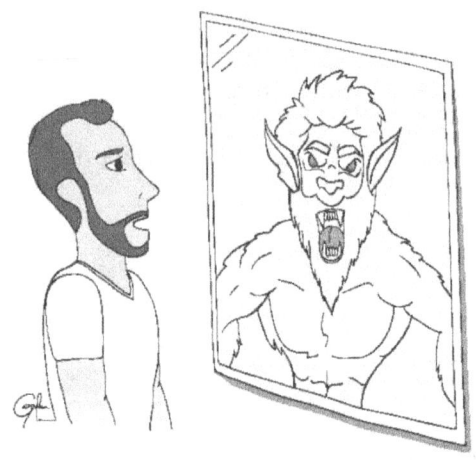

e he caído y no puedo levantarme

Apuesto que nunca pensaste que cada día al despertar y cada noche cuando te fueras a dormir estarías jugando a la ruleta rusa, pero aquí estamos.

No es con un 38 Especial y una bala, Oh no.

Estás jugando a la ruleta del botiquín de medicinas y tus pastillas son tus balas.

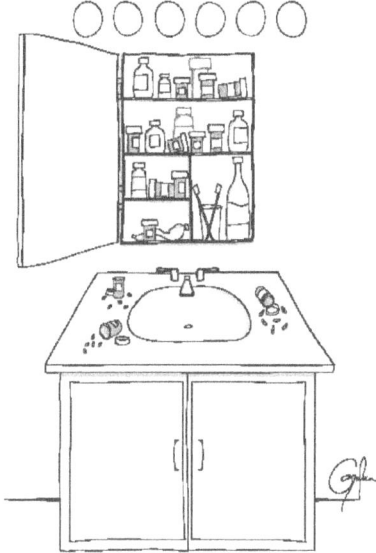

Yo mismo apreté el gatillo una vez y dormí por 12 horas antes de que me encontraran.

Afortunadamente estaba en un cómodo sofá, roncando en mi propio mundo inducido por las drogas y no en una autopista a 70 millas por hora.

Si, solo éramos Elvis, ese maestro zurdo Jimi Hendrix y yo.

Y con la suerte que tengo, el error no me mató.
Recientemente hablé con otro miembro del club de los pechos abiertos a la mitad que me dijo que lo encontraron desnudo e inconsciente en el piso del baño por un error con una medicación.

Ahora tengo una lista de las cosas que harían que mi vida de verdad apeste.

Déjenme decirles que ser sacado del baño, desnudo y babeando por un montón de bomberos voluntarios, si bien no es el número uno en mi lista, ciertamente está bien arriba en la lista.

El número uno de mi lista sigue siendo recoger a una chica en un bonito vestido azul que pide un aventón en la lluvia y darme cuenta que ella es un él y que necesita una afeitada.

Tenía 16 años, pero todavía hoy siento un escalofrío al recordarlo.

Puaj.

Esto nos lleva a un punto muy importante.

Has tenido peores momentos en la vida que esta cirugía y la recuperación pasará como todo lo demás ha pasado.

Pero aún así no volveré a recoger personas pidiendo un aventón.

Puaj.

Ahora, de vuelta al futuro o como dijo Joe Friday:

"Limítese a los hechos señora, solo los hechos."

Hecho – Tendrás píldoras

Hecho – Antes de que tengas la oportunidad de entender o discutir tu medicación con tu doctor ya te las estarás llevando a casa.

Hecho – Tienes instrucciones de tomar varias medicaciones y píldoras a horas determinadas y en dosis especificas.

Hecho – Tu botiquín parecerá el pasillo tres de una farmacia CVS.

Hecho – Estas entrando al mundo del

"Caos evitable."

En orden de importancia, la siguiente es una lista de cosas que debes hacer para evitarte un dolor de cabeza a causa de las sirenas de la ambulancia. Ocasionado por supuesto, por ti, al no tomar suficiente medicina, tomar demasiada o confundir y combinar tus pastillas.

Si, tu, justo como cuando estabas tomando nada más los M&M's rojos.

1. **Consigue ayuda** al organizar las medicinas. No eres en ningún modo capaz de enfocarte en esta importante tarea.

2. **Haz una lista** lo suficientemente grande para que puedas leerla sin lentes, que contenga los nombres, tiempos y dosis de cada medicación, con el nombre del doctor y su número de teléfono arriba.

3. **Cuelga** la lista en la pared encima del inodoro, en la cocina y ten una extra junto a la silla que te sientas.

4. Haz que la persona que te ayuda **Enumere las Botellas** para que correspondan con la lista. Grandes números con un marcador Sharpie funcionan bien.

Ejemplo:

A las 9 a.m. Toma 1 píldora de la botella 4. A mediodía toma 1 píldora de la botella 2.
NOTA: Esta es un laxante –

Destructor de intestinos (Bowel Blaster).

Quédate en casa cuando tomes esta.

5. **Recuerda** las palabras de Buda

"Incluso las mejores instrucciones, si no se pueden ver son inútiles."

Necesitas poder leer las instrucciones para seguirlas.

Mantén un par de **gafas** en el baño y **cerca**.

Por ejemplo, un par en el botiquín y otro par sobre el lavado.

¿Y por qué no un par más en la cocina?

Esas gafas baratas de tiendas de un dólar o farmacias servirán.

Una vez estés organizado para evitar viajes adicionales en el Expreso Sobredosis, es hora de hacerte socio de tu médico sobre tu medicación.

Como su socio podrás tomar decisiones conjuntas acerca de tu tratamiento médico.

No, no podrás conducir su Bentley, y de todos modos aún no puedes conducir.

Si te hace sentir mejor, como su socio, podrás ayudarle a pagar por su Bentley mientras estés bajo su cuidado.

Se debe discutir el propósito de cada medicamento, efectos secundarios y su duración.

Toma decisiones informadas con respecto a que, por qué y cuando vas a poner drogas en tu cuerpo.

No dejes que nadie te fuerce a meter una píldora en tu garganta sin saber si tendrás que ser visitado por los paramédicos.

O incluso si Elvis conduce la ambulancia mientras Janice y Hendrix hacen un dueto de Ball and Chain.

Más importante aún, si la droga que estás tomando te causa dolores de cabeza, diarrea, taquicardia, latidos lentos o memorias de cosas que preferirías recordar, no camines, corre (con ayuda) donde el médico y pídele cambiar o eliminar ese medicamento.

Las historias que me contaron mientras investigaba para este libro fueron impactantes.

Hubo un gran número de personas que me dijeron que las píldoras los hacían sentir mareados al punto de caerse, les daban nauseas y vomito, desmayarse o les causaban terribles dolores de cabeza.

Sin embargo no hicieron nada al respecto o cuando llamaron, en el consultorio del médico les dijeron que esperaran a que se les pasara.

El comentario más molesto y frecuento de todos fue que les dijeron que debido a la cobertura de su seguro médico, solo podían usar ese tipo de medicamento genérico.

Incluso si no funcionaba o los lastimaba de alguna manera, nadie los ayudaría a cambiarlo.

Perdonen mi francés pero eso es una mierda. Su médico puede eliminar el uso de cualquier medicamento, y lo hará, si necesitas que se haga.

Habitualmente el problema es que estas lidiando con un asistente médico o enfermera, que no tiene el poder para ayudarte.

¡Si algo está mal, soluciónalo!

Prescribir una medicina es más arte que ciencia y hay miles de drogas que pueden hacer el trabajo.

El doctor conseguirá rápidamente la alternativa correcta a través de su experiencia e investigación.

Exige la mejor medicina posible para tus necesidades específicas y tu situación.

Con las medicinas no hay una talla que sirva para todo.

Los medicamentos son como los zapatos, algunos te quedan y otros te duelen.

Haz uso de tus derechos como el que va a tomar la droga e insiste en conseguir la que mejor se ajuste.

Es fácil de hacer, simplemente levanta el teléfono, sostén una almohada contra tu pecho y demanda que la cambien.

Cualquier doctor que te diga que tienes que tomar una medicina "porque yo lo digo", tiene que ser el doctor de otro, no el tuyo.

Luchaste por tu vida y ganaste, ahora lucha para que esté bien.

Volver a ser el viejo tú,

una vez entiendas al nuevo tú

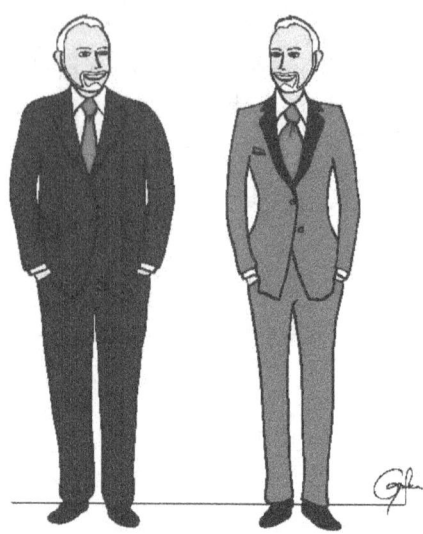

Todo el mundo tiene problemas en ajustarse a una rutina cuando recién regresa a casa luego de una cirugía.

Las primeras dificultades en las que puedo pensar son que no puedes darte vuelta, cruzar las piernas, acostarte o sentarte.

Tienes partes del cuerpo que se mueven y antes no lo hacían.

Tienes nuevas partes inmóviles, que solías mover con facilidad, incluso de forma involuntaria que ahora son imposibles de mover, sólidas y rígidas.

Tienes incisiones que no puedes tocar.

Picazones que no puedes alcanzar e incluso si pudieras alcanzarlas no implicaría que te las rasques.

¿Dónde habré puesto el gancho para rascarme?

Con tobillos del tamaño de pines de bolos y calcetines de soporte que se supone debes usar pero que no le pervivirían a un niño de 5 años, te excediste con las barras cabrian ò entrarian de cereal y añadiste una nueva complicación.

¿Descansar un poco?

¿Dormir un poco?

¿Por qué mejor no resuelvo un problema de física quántica usando solo un creyón y un Twinkie a medio comer?

Todo el mundo, con experiencia o no, te dará consejos y toda clase de sugerencias sobre como relajarte y empezar con tu rutina de nuevo ahora que estas en casa.

Nuestro equipo de experimentados contribuyentes ha compilado la colección de valiosa información que sigue a continuación.

Estas sugerencias funcionaron para nosotros de manera colectiva y esperamos que te sirvan de guía para una experiencia de recuperación más confortable.

Todos, desde el momento en que eran bebés han tenido su manera favorita de relajarse.

Con el trasero arriba, con el pulgar en la boca, con el pulgar en el trasero, lo que sea.

Desde hoy y en el futuro próximo, aparta ese pulgar, porque las cosas son diferentes ahora.

Relajarse se ha convertido repentinamente en un duro trabajo.

Puede que estés en casa solo y adolorido o algunas veces, peor, tienes acompañantes bienintencionados que no te dejarán solo para que lo resuelvas por ti mismo.

Sea cual sea la razón, el consenso dice que el periodo de las primeras dos semanas es el más difícil.

Además de la evidente incomodidad de que te abrieron a la mitad como a un pavo y que los fluidos residuales de tu cuerpo te dan el perfil de Buda pilotando un Zeppelín Graf, simplemente no te sientes bien.

Como cuando pasas un semáforo y el coche vacila y chisporrotea.

Es ese tipo de sensación que no está bien.

Ahora, cuando el coche hace ese chisporroteo, esa vacilación, tú sabes que tienes que hacer, solo poner algo de aditivo en la gasolina o poner gasolina de alto octanaje y el problema se resuelve.

Tu cuerpo no es tan diferente. Allí entran los consejos de doctores, nutricionistas, terapeutas, enfermeras y trabajadores sociales.

Todos los profesionales que te cargan con consejos no solicitados son de momento tu aditivo o tu gasolina de alto octanaje.

Durante las próximas dos semanas vives dentro de la siguiente ecuación:

$$7-10b +4(2) = X \, (y)$$

No necesitas ser un genio matemático, porque la respuesta se reduce a X y Y.

Hoy haces X cosa y mañana te vas a preguntar a ti mismo Y, por qué.

Preguntándote por qué hiciste eso y porqué lo harías o no de nuevo.

Nuestro consejo es que a menos que sea totalmente imposible física o mentalmente, es mejor que hagas lo que te dicen tus médicos.
Puedes determinar si está bien para ti luego de hacerlo.

Todos los entrevistados para este libro fueron de la misma opinión que no hacer nada, puede y es, en la mayoría de los casos, contraproducente para una rápida y confortable recuperación.

(Sí, todos intentamos la ruta de no hacer nada y lo pagamos conforme el tiempo avanzó).

Vale la pena recordar el hecho de que cualquier cosa que te duela hoy te seguirá doliendo en 10 años.

(Debes confiar en mí con respecto a esto)
No intentes alcanzar las estrellas; solo hará que te duela el pecho.

Si te dicen que levantes pesas de kilo y medio no uses las de dos kilos. Una milla no es una milla y media. Se paciente y cuidadoso con tus ejercicios.

Recuperarse de una invasión masiva al cuerpo es un trabajo de tiempo completo.

Es mental y físicamente agotador, pero un millón de veces más fácil que sobrevivir a la cirugía por la que acabas de pasar.

Enfócate en hacer las cosas simples.

Como ver el canal de golf para que no olvides tu swing.

O en mi caso para olvidar el mío.

A Rehabilitación y Más Allá

Finalmente estás en forma. Vas al gimnasio con regularidad. Primero la bicicleta elíptica, luego la caminadora, haciendo estiramientos y remando.

Estas de vuelta, como Charles Atlas en la parte de atrás de la caja de fósforos, fuerte como antes.

Pero estas un momento en la cima del mundo y luego, repentinamente, llevas el peso del mundo.

La habitación empieza a girar más y más rápido.

¿Qué rayos pasa? Solo subiste un tramo de escaleras igual que ayer.

Sin embargo hoy las cosas son tremendamente diferentes.

Ese eres tú, llegando a la cima de las escaleras y sosteniéndote del pasamanos con un agarre como si estuvieras atornillado a el, mientras tratas decididamente de tomar un poco de aire.

Mientras escuchas el latido de tu corazón con el volumen del golpeteo de una banda marcial que toca en su sala, tu cabeza se llena de preguntas más rápido que tus pulmones de aire.

Bienvenido al club de los que les abrieron el pecho. Sí, subir unas simples escaleras bien podría ser subir tú solo la piedra angular dorada a la cima de una pirámide en Egipto.

Acabas de aprender la lección más valiosa.

Cada día es como las manzanas y naranjas. No hay dos días iguales. Es importante recordar que éste fue un accidente raro, así que sigue adelante.

Eventualmente, tus nuevos compañeros de vida, las articulaciones que rechinan, los ruidosos sonidos de tus huesos, los músculos crispados y otros recordatorios de que tu cuerpo acaba de pasar por una cortadora de carne y luego lo volvieron a juntar, serán olvidados dentro de tu rutina diaria.

Solo que no hoy.

De vez en cuando, de la nada, ¡bam!, tendrás un nuevo recordatorio de que de hecho ahora tienes algunas limitaciones físicas.

Estas experiencias en cuerpo propio vendrán cuando menos te lo esperes.

Normalmente llegarán sin advertencia o provocación y en su propio cronograma, puede ocurrir mientras subes un tramo de escaleras o cuando simplemente te levantes de la silla en el restaurante.

Nunca sabrás cuando y donde mostrarán su fea cara, pero lo harán.

Y lo único que importa es, que si te molesta o te asusta lo suficiente, debes ver al doctor.

No es hora de hacerse el tipo rudo, ve siempre al doctor cuando pienses que lo necesitas.

Probablemente te digan que estas cosas pasan.

Y otro pago por la consulta.

En el plano personal, la parte de ir a consulta con el doctor que no me gustaba era esperar sentado en la sala de exámenes.

Cuando era un hombre joven me ponía a ver los gabinetes en la sala de exámenes.

Así como cuando las visitas en casa abren el gabinete de las medicinas en el baño.

Un fisgón ¿Sabes?

En fin, una vez revisando esos gabinetes vi una caja de una muestra de pastillas.

En la caja se veía a un hombre en muy buena forma y estaba corriendo.

Pensando que se trataba de algún tipo de estimulante y teniendo un gran examen a la vuelta de la esquina, pensé que debería llevarme una caja.

Quería usarlos para estar despierto toda la noche y estudiar (¿Qué les puedo decir, eran los años 70?)

Bien, pues ciertamente me pasé la noche despierto cuando me di cuenta por las malas que el sujeto en la caja estaba corriendo al baño.

En fin, ve al doctor pero hazte un favor, y lee las viejas revistas, porque esas pastillas del que corría pueden seguir en el gabinete.

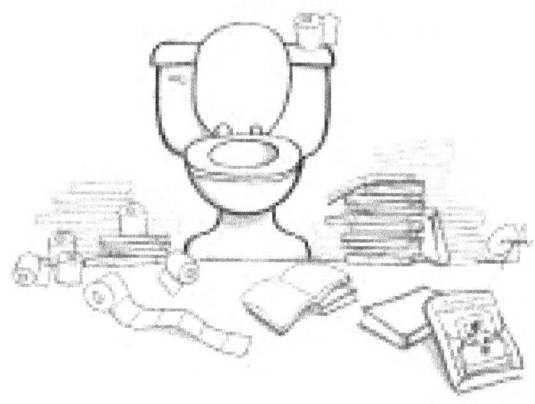

Al día de hoy, más de 13 años después de la cirugía, estar en forma sigue siendo una preocupación para mí.

Incluso con la perdida de peso, aumento de peso y perdida de peso ¿Ya mencioné el aumento de peso?

Junto con mi preparación física y mental diaria, repentinamente me patearán el trasero como si me hubiera puesto por delante de un luchador de Sumo en la fila del sushi.

Puede ser ocasionado por una caminata rápida a través del Aeropuerto O'Hare para llegar a una conexión, o mientras subo lo que una vez fue una pequeña colina y que ahora es mi Monte Rushmore personal.

Cuando suceda, recuerda.

No es tan importante así que aprenda a aceptarlo, ya que igual has sido el gran ganador.

El premio es que sigues aquí para reírte de ello.

Claro, una vez que tomes suficiente aire para poder reírte.

Con las felicitaciones por tu cirugía, bienvenido a tu nuevo pasatiempo. Esperar lo inesperado.

Por supuesto, puedes ir al Internet e investigar en los 9,476,872,876,251 artículos sobre recuperaciones.

Pero nos hemos dado cuenta que la mayor parte de esos artículos se convierten, en cierto punto, en publicidad para productos y programas que quieren que compres.

De allí sale la motivación para escribir este libro y entregarlo gratuitamente a todo el que lo necesite.

A menudo para leer el resto del artículo en línea tienes que pagar una cuota.

Así que es momento de algunas buenas noticias.

Ya superaste la hinchazón, las nauseas, las infecciones, las ganancias, perdidas y ganancias de peso.

También los cambios de humor, el vomito, la diarrea, el corazón acelerado o lento, la falta de sueño o el exceso de sueño.

Con todo eso atrás ¿Por qué no tratar las molestias repentinas, dolores y la ocasional falta de aire como algo menor?

Dales la atención necesaria, considerando el mínimo efecto que tienen sobre tu vida diaria.

Sostén el teléfono.

Cada día leerás y oirás que el sentido común acerca de las dietas dice que la mejor manera de ejercitar y controlar tu peso, es alejarte de la mesa.

Pero recuerda que tu confiable equipo médico te dijo que la instrucción más importante para todos los pacientes que se recuperan del corazón es evitar el estrés mental.

Como tomar decisiones problemáticas y además eliminar el estrés físico como levantar, halar o empujar peso.

Su señoría, me referiré a las instrucciones específicas para después de la cirugía cuando digo lo siguiente:

Hmmm, ese pastel de queso luce muy apetitoso o quizás me comeré unas pocas de esas mini magdalenas de arándanos.

Supera tus miedos y planifica para el futuro, porque está allí afuera brillando, esperando sólo que te unas.

Siéntete orgulloso de haber dominado el mayor logro de la vida, sobrevivir.

Felicitaciones y la mejor de las suertes.

Unas últimas palabras – Cuidado: Mezclar grandes cantidades de comida con barras de cereales y laxantes, incapacita tu interruptor de apagado y encendido.

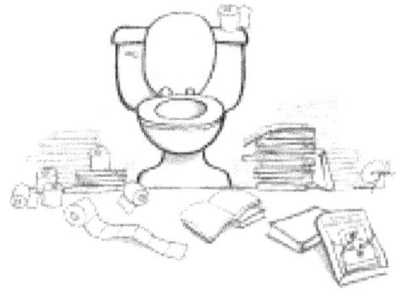

Espero que disfrutes la siguiente historia corta inspiracional

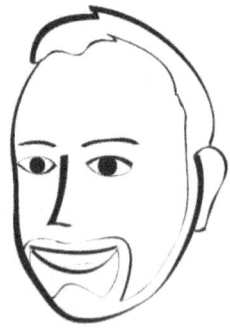

Conectado

por
Ira D. Levofsky

"Patrulla 41, esta es la central, investigue un vehículo sospechoso estacionado al lado del camino en el costado de la Granja Bakers. Ha estado detenido por varias horas."

"Entendido, acercándome ahora. Parece haber un solo ocupante sentado en la puerta trasera de una pickup de último modelo. Voy a investigar."

La fecha:

Jueves, 19 de septiembre de 1963. Amanecer 6:22 a.m.

La canción número uno en las listas de popularidad de la radio, Moon River de Andy Williams.

El clima:

Lluvia ligera y 19 grados.

El titular:

El presidente John F. Kennedy anunció a la nación que los Estados Unidos se postularía para organizar los Juegos Olímpicos de 1968.

Perdimos.

(Se llevaron a cabo en Ciudad de México)

Y ese mismo día, alrededor de la hora del almuerzo, mi padre anunció a todos los chicos de los muelles de Jersey, que su hijo Frankie había nacido.

No me pusieron el nombre por Franklyn Delano Roosevelt, Frank Robinson o Frank Zappa (con o sin los Mothers of Invention.)

Como un chico de Jersey nacido en los años 60 me pusieron el nombre en honor a alguien que de verdad importaba.

Y me tocó la carga de llevar el nombre de un héroe mundial nacido en mi pueblo.

Un hombre, que para la década de 1960 de Nueva Jersey podría decirse que era el hombre más grande que jamás ha vivido, el mismísimo presidente de la Junta, el primero y único Frank (Francis) Sinatra.

En la época en que los cigarros costaban un níquel y estaban disponibles con una banda azul de "es un niño", eran repartidos y se fumaban libremente en cada esquina, mesa de comedor o en el piso de la fábrica.

Ese día, mi padre, tomando su descanso sancionado con las bendiciones de su enlace sindical, caminó por el muelle de Jersey repartiendo cigarros.

Estaba orgullosamente anunciando la llegada de su hijo, yo.

Cada cigarro que tomaban y cada palmada en la espalda que se daba iba acompañada de un coro de:

"Pronto tu hijo estará trabajando aquí junto a ti, conservando la tradición familiar como un hermano de la Local 313.

Justo como tu y tu padre lo hicieron."
Así dijeron.

Mientras asentía con la cabeza, con una sonrisa en el rostro, mi padre continúo repartiendo los cigarros.

Pero mientras lo hacía murmuraba por lo bajo, "con un demonio que lo hará."

"Mi hijo va a convertirse en alguien y no va a desperdiciar su vida como mi padre y yo."

"Siempre hemos sido tratados como esclavos bajo el látigo de Pharos y por todo lo que es sagrado mi hijo tendrá una mejor vida que esa", prometió mi Papá.

Como el único hijo de una pequeña familia de clase obrera de Nueva Jersey, tuve pocos primos o familiares de cualquier tipo.

Por esta razón, recibí mucha atención de mis padres.

Especialmente en mis primeros años, era el foco central de sus vidas.

En la época antes de la televisión por cable o cualquier televisión si vamos al caso, la música era la única distracción de la vida diaria.

Y claro, desde temprano en la mañana hasta mucho después de mi hora de dormir, los discos de Sinatra estaban sonando continuamente de fondo en nuestra pequeña casa adosada de dos habitaciones.

Para cuando tenía cinco años, ya estaba cantando mi cuota de los temas clásicos de Frank Sinatra.

A los ocho años de edad, estaba más interesado en Frankie Valle que en Frank Sinatra, pero tenía cuidado de no dejar que papá se enterará que mis gustos musicales se habían ampliado con la edad.

Estoy seguro que le habría devastado el escucharme cantar a todo pulmón el coro de "Big Girls Don't Cry."

Sí, la única cosa que puedo decir que hice por mi viejo fue siempre respetar su modo de vida, en especial cuando estaba cerca de él.

De hecho, cuando papá estaba en casa, cada vez que entraba al cuarto donde él estaba lo hacía cantando una canción de Sinatra.
En lo que a él le concernía, en ese momento, no había nada mal en todo el mundo entero que lo hiciera preocupar.

Especialmente cuando su único hijo le daba una serenata con uno de los grandes éxitos del hombre a quien debía el nombre.

Un día, repentinamente, la vida como la vivíamos a diario simplemente, bueno, todo cambió.

Papá llegó a casa con una cara larga y en sus primeros 10 segundos en la casa me gritó que dejara de cantar y me apartara de su camino.

Yo tenía 13 años y el tenía 47. En una semana, estaba junto a su tumba tomado de la mano de mi abuela y mi madre, tratando de encontrarle sentido a todo aquello.

Infarto, le escuché decir a alguien. En esa húmeda y fría mañana de miércoles a mediados de Octubre, el representante de la Unión que 13 años antes se fumó un cigarro en honor de mi nacimiento, le entregó a mamá una bandera americana para honrar la muerte de mi padre.

La recuerdo tocando la caja de Madera con el frente de vidrio.

La bandera dentro estaba plegada en forma de triangulo.

Él le dijo casi en un susurro que no solo la Unión y la hermandad lamentaban mucho su pérdida, sino que él mismo había servido junto a mi padre en la Marina.

Le dijo a mi mamá que había perdido un verdadero amigo de toda la vida.

Entonces dijo en voz alta, para que todos oyeran, que él "presentaba esta bandera en nombre del Presidente de los Estados Unidos de una nación agradecida."

Había siete hombres de los Veteranos de Guerra de la Guarnición 1705 local en el funeral, y se alinearon con rifles para un saludo militar real.

Eran todos hombres viejos con el cabello gris o sin cabello bajo sus gorras se estaban vestidos con uniformes militares que estaban desgastados y habían encogido con los años.

Alineados en una fila, y en casi perfectamente al unísono, cada uno disparó su rifle al aire tres veces.

Los disparos sincronizados hicieron que cada uno de los tres disparos se escucharan como un solo, muy ruidoso, estallido y entre todos fueron el tradicional saludo con 21 disparos.

Recuerdo que pensé que así debe ser como suena cualquier equipo de tiradores de práctica al disparar.

Cuando el saludo concluyó, los siete soldados caminaron alrededor del césped recogiendo los casquillos que cayeron de sus rifles luego de cada disparo a sus pies.

Recuerdo que a algunos de los casquillos aun les salía humo.

Mucho tiempo después supe que las balas eran salvas y que probablemente era pólvora quemándose lentamente lo que hacía que saliera humo del lado

44

abierto del casquillo.

Uno de los soldados se acercó a mí y me entregó una pequeña bandera americana en un palo de madera junto con un casquillo de bala y me saludó.

Tras eso, mi madre me tomó de la mano y nos fuimos.

La vida siguió adelante, de hecho los siguientes cuatro años pasaron en un parpadeo y lo siguiente que supe es que tenía 17 años y me estaba graduando un año antes de secundaria.

¿Tenía talento o solo es que fui sobreprotegido por mi mamá?

Bueno, como hijo único me dieron mucha atención, y mucho más cuando murió mi papá.

Y siempre pasaba más tiempo en casa estudiando que afuera jugando stickball con mis amigos de la escuela.

Graduarme más temprano fue probablemente un subproducto de eso.

Leer, estudiar y por supuesto, de acuerdo a mi abuela, escuchar a Sinatra en lugar de ese horrible rock and roll, es lo que me hizo inteligente.

En secundaria tuve una especie de novia casual o dos y una cita para el baile de graduación.

Tuve mi primer beso real en el asiento de atrás del Plymouth de un amigo y esa noche me enamoré al instante.

Al siguiente día me golpeó en la cara una dosis la realidad de la adolescencia.

Fue cuando vi a la misma chica con la que me besé la noche anterior en la cancha de baloncesto de detrás de la escuela.

Pero le estaba metiendo la lengua hasta las amígdalas a mi vecino Richie.

Lección aprendida.

Así que aquí estaba en mi primer día, recién salido de secundaria y de pie en una fila en el salón de la Unión para pedir un trabajo en los muelles con la local 313.

¿Después de todo que más podía hacer? Eso es lo que mi padre y mi abuelo hicieron toda la vida, así que tenía sentido que siguiera el negocio familiar. Como mi madre y mi abuela dijeron siempre:

"Los muelles han mantenido un techo sobre nuestra cabeza y comida en la mesa."

Con los muelles siendo metidos en mi cabeza durante 17 años y sin ninguna guía o experiencia en el mundo real, fue la única cosa que conocía.

Seguiría los pasos de mi padre y mi abuelo.
Llegando a los muelles con los ojos muy abiertos, muy temprano en la mañana, choqué con mi primer obstáculo.

Hubo problemas para conseguir un pase de visitante del guardia de seguridad en la entrada.

Teniendo 17 años y sin una licencia de conducir, significaba que no tenía ninguna identificación valida que mostrar en la entrada.

Por suerte para mi, un grupo de compañeros de trabajo de mi padre estaban entrando y me avalaron, así que pude entrar.

Después de todo el problema para entrar al muelle, se podrán imaginar cuan impresionado estaba por la seguridad y la importancia del trabajo.

Caminando hacía la oficina de la Unión, muchos de los mismos sujetos que fumaron cigarros de a níquel en mi honor, ahora más viejos, gordos y a un paso de jubilarse, me dieron la bienvenida.

Era como el cambio de guardia en la cripta del Santo Grial.

"De verdad extrañamos a tu padre y tu eres un buen recordatorio del gran sujeto y concienzudo trabajador que era," dijo el Capataz.

"Vamos a firmar tu contrato.

"La hermandad se encarga de todo y justo como tu padre y tu abuelo, te tenemos cubierto", dijo.

"Oh y no te preocupes por las cuotas de la Unión", dijo. "Salen directo de tu paga".

"Puedes empezar justo allí en el Viejo puesto de tu padre en el muelle B."

"No te sorprendas demasiado si alguien te llama por su nombre

Después de todo eres la viva imagen de tu viejo."

Luego me dijeron que fuera a la oficina de empleo de la Unión.
Allí fue que una señora mayor muy agradable con un moño muy alto y demasiado perfume me entregó una pila de papeles que llenar.

Cuando terminé se los entregué de vuelta y ella me dijo,

"Felicitaciones Frankie, ahora todo lo que tienes que hacer es ir a Newark el viernes y tomar el examen médico.

Puedes empezar el lunes de la próxima semana.

Bienvenido al equipo."

Allí estaba yo, con 17 años de edad y ya un hombre trabajador y un hermano de la Unión.

Iba como caminando en el aire hasta la parada del bus y no podía dejar de pensar en cuan orgulloso de mi habría estado mi viejo si hubiera estado allí.

Mientras esperaba por el bus de tránsito número 15 a Jersey, el cual tomé para ir a los muelles, estaba pensando que este bus sería mi modo de transporte al y desde el trabajo.

Al menos hasta que me estableciera y pudiera comprarme mi propio coche.

Parado allí planeé mi viaje diario en la cabeza y deduje que necesitaría una ventaja de 15 minutos cada mañana para no perder el autobús.

El bus que me dejaría a dos manzanas de los muelles me recogería a 10 de casa y yo era bastante rápido caminando.

No, mejor que sean 20 minutos. No quería llegar nunca tarde al trabajo por perder el bus.

Por cierto, era la Autoridad de Tránsito de Nueva Jersey, pero siendo de Nueva Jersey tenías el derecho de nacimiento de llamarlo el Transito a

Jersey.

Cuando alguien lo llamaba el tránsito de Nueva Jersey sabías al instante que se trataba de neoyorquinos o visitantes de Connecticut.

Incluso antes de ver cual mal conductores eran.

Sentado en el bus sonriendo como el gato que se comió al canario, empecé a pensar en celebrar mi nuevo trabajo.

Quería decirle a mi mamá, pero ella estaba trabajando doble turno como mucama en el Hilton del aeropuerto.

Tendría que quedarme despierto hasta tarde para poder sorprenderla con la noticia de que tenía trabajo, porque ella llegaría a casa después de medianoche.

Estaba feliz y orgulloso de que pronto podría ayudarla con las cuentas para que no tuviera que trabajar tan duro como lo había hecho desde que murió mi padre.

Los pocos amigos que tenía estarían en la escuela por un año más.

Todos ellos estaban tan quebrados como yo y en lugar de trabajar después de la escuela estaban haciendo tareas o practicando deportes.

Nunca me interesaron mucho los deportes.

Una vez en clase de educación física, lancé una cesta con los dos brazos desde abajo y me gané el apodo de Sally la de las Clavadas.

Una beca de baloncesto, lo dudo.

El Fútbol Americano significaba golpearnos unos a otros y mi mamá dijo que nunca lo permitiría.

El tenis era para los niños ricos y el equipo de tiro deportivo, que me gustaba, fue eliminado justo después del asesinato de Kennedy.

Había un deporte que me gustaba y para el que era bastante bueno, y ese eran los bolos.

De verdad me entusiasmaba la liga de bolos de los sábados por la mañana en Sterling Bowl.

Todos los chicos se encontraban allí a las ocho de la mañana cada sábado, teníamos equipos y jugábamos a los bolos hasta mediodía.

Había pizza y limonada y un buen rato garantizado sin importar el clima.

Pero por más que me gustara, mi mamá no podía pagar para enviarme todas las semanas, así que lo abandoné.

Ahora que lo pienso, se me pegó ese hongo en el pie por los zapatos de alquiler, así que parece que no era mi destino ser atleta.

No me permitían tener un trabajo de medio tiempo en secundaria.

Así que hasta el mismo momento en que el Capataz me dijo "estas contratado", no tenía ningún ingreso y estaba normalmente quebrado.

Dependiendo de que mi mama me diera dinero o de sacar de mi dinero de los cumpleaños, que tenía en una cuenta de ahorro, esas eran mis fuentes de dinero.

Tenía mi cuenta en el Banco Manufacturers Hanover cerca de la estación del tren en Bergen, el pueblo junto al mío.

Pero quebrado o no estaba decidido a celebrar mi nuevo éxito en la vida.

Había una buena chica, Cecilia, de la que era amigo en la escuela.

Ella era mesera por las tardes en la cafetería que estaba junto donde se detendría el bus todos los días de regreso del trabajo.

Cecilia era una chica bastante alta con el cabello castaño largo y grandes ojos verdes.

Siempre tenía una sonrisa en el rostro cuando hablaba conmigo.

Últimamente estaba ganando algo de peso, algo que no ocurrió hasta que empezó a trabajar en la cafetería.

Deben ser las tartas gratis, pensé.

Como sea, ella siempre hablaba conmigo y se reía de mis bromas.

Una vez, cuando no logró entrar al equipo de danza de la escuela y estaba bastante deprimida, mi entrenamiento de toda la vida con Sinatra fue útil.

Le canté "These Little Town Blues" para animarla hasta el punto que se rió a carcajadas.

"Hey, le diré que salga conmigo", dije en voz alta en el autobús.

¿Quizás Cecilia querría ir a ver una película o a jugar bolos para ayudarme a celebrar mi nuevo trabajo?

Sintiéndome extremadamente confiado en mis oportunidades de conseguir una cita con Cecilia, me bajé del autobús unas cuantas paradas antes en frente del Banco Manufacturers Hanover.

Llené el recibo bancario para sacar 10 dólares de mi cuenta de ahorros en previsión de la celebración por venir.

Hombre, fueron muchos cumpleaños para poder ahorrar ese dinero.

Entonces ya frente a la ventanilla del cajero empecé a cuestionarme y dudé sobre sacar tanto dinero del banco.

Pero pensé que este día valdría la pena y le pasé el recibo de retiro a través de la bandeja de la ventanilla del cajero.

El cajero vio el recibo y me dijo,

"Diez dólares, eso es bastante dinero."

Entonces, muy nervioso se me salió decir,

"Acabo de conseguir mi primer trabajo y voy a sacar a mi novia para celebrarlo."

El cajero sonrió y con un ligero gesto de aprobación puso un billete de cinco, cuatro de uno y cuatro monedas de 25 centavos en un largo y delgado sobre, y luego lo puso en la bandeja para mi.

Vaya experiencia tan estresante fue esa.

Salí corriendo del banco como si me hubiera robado el dinero y me fui directo a hablar con Cecilia.

Entré en la cafetería sintiéndome como si midiera cinco metros y listo para hacerla caer a mis pies con mi encanto.

Allí estaba yo con 10 dólares en el bolsillo, un nuevo trabajo y una gran sonrisa.
Que gran día ¿Cierto?

Apenas entré, a la derecha de la puerta de la cafetería estaba la puerta de la cocina y mientras pasaba por allí escuché voces.

Era el jefe de Cecilia gritándole.

Parece que derramó café sobre alguien y se fueron sin pagar los 1.95 dólares de sus comidas, su jefe iba a descontárselos de su paga.

Ella salió de la cocina y llegó a donde estaba sentado al final de la barra con lágrimas en sus ojos.

Sin saludarme me preguntó

"¿Quieres un café o una soda?"

Le dije, "Escuché a tu jefe gritándote mientras entrada. Parece que una soda es la apuesta más segura."

No sonrió.

"¿Sabes?," dije. "Me arriesgaré contigo y pediré una taza de café caliente."

Eso tampoco provocó ninguna reacción de su parte.

Sin importar cuando lo intentara, lo que dijera o tratara de hacer para aligerar el ambiente, nada pareció funcionar.

Ella ni siquiera esbozó una sonrisa.

Intente entablar una conversación ligera por algunos segundos más, pero ella estaba visiblemente alterada.

Cecilia pasó la mayor parte del tiempo lejos de mí lavando platos y vasos en la barra de atrás.

Con mi taza de café vacía por tercera vez y yo aún a salvo y seco, llamé a

Cecilia de nuevo y le dije,

"Hey, mira, siento mucho que derramases café y te metieras en problemas con tu jefe."

"Conseguí un nuevo trabajo hoy y saqué 10 dólares del banco para celebrarlo y te iba a invitar a ver una película, los bolos o algo."

"Pero tuve una mejor idea", dije. "Aquí están los 50 centavos por mi café y dos dólares de propina para cubrir el dinero que le debes a tu jefe.

No puedo imaginar una mejor celebración que ayudar a una amiga que lo necesita."

Al decir eso puse el dinero sobre el mostrador, le sonreí y guiñé el ojo muy masculinamente, al estilo de Frank Sinatra, y salí por la puerta.

Si, me sentía más que bien conmigo mismo.

Y lo hice a mi manera.

Cuando iba a mitad de la manzana escuché a alguien llamándome desde atrás.

"Frankie, Frankie."

Era Cecilia que corrió detrás de mí, me tomó del brazo, me hizo girarme y me plantó un gran beso en la mejilla.

"Frankie," dijo. "Salgo en 30 minutos y aún tienes 8 dólares con los que celebrar.

Me encantaría ir contigo", me dijo con una gran sonrisa.

"Bueno, pero son 7.50 en realidad," le dije.

Si lo se, pero resulta que este fue el principio de muchas cosas por venir y los siguientes tres años pasaron muy rápido.

En lo que pareció un parpadeo, Cecilia y yo estábamos casados, pero hablaremos más de eso luego.

Era el momento de ir a mi examen físico y al salir de casa temprano el viernes parecía que tenía resortes en las piernas al caminar.

Una hora y media y dos autobuses después llegué al edificio del Departamento de Salud de Nueva Jersey en Newark.

Se trataba de un gran edificio de cinco pisos con grandes pilares y cientos de escalones.

Había grandes pinturas por todo el lugar de viejos con batas y trajes.

Tal como todos los grandes edificios lucen, me dije a mi mismo.

En un escritorio circular en medio del gran vestíbulo, un hombre en uniforme estaba sentado leyendo el periódico.
Al acercarme note que el hombre era viejo y estaba sucio y entre más me acercaba peor se veía.

Le faltaban un par de dientes y tenía una gran mancha de café en su apretada camisa, a la que también le faltaba un botón.

Me reí al imaginármelo sentado allí y su estomago haciendo saltar el botón de su camisa al otro lado de la sala.

Considerándome afortunado de no estar en la línea de fuego cuando el botón salió disparado, me acerqué a él y proclame con orgullo que venía a mi examen médico.

"Empezaré en mi nuevo trabajo en los muelles como un hermano de tercera generación del equipo de la Local 313," dije.

Apenas dejando de ver la página deportiva con un tono sin emoción en su voz, me ladró una sola palabra, "sótano."

Pues bien, tenía más de una palabra que se me vino a la mente para decirle, pero contuve mi lengua como el caballero que me educaron para ser.

Así que sin dejar que ese cretino me arruinara el buen humor, bajé las escaleras y me fui.

Al fondo de las escaleras solo había un pasillo poco iluminado con sólidas puertas de madera en cada costado.

El suelo estaba cubierto de baldosas azules y blancas.

Caminé hacia adelante tratando de no pisar ninguna baldosa azul.

Fue bueno que nadie me viera o hubieran pensado que estaba borracho.

Mientras avanzaba más por el pasillo leyendo lo que decía en todas las puertas, finalmente llegué a la que estaba buscando.

Allí, arriba de la puerta marcada como B507 había un cartel que decía Exámenes Médicos.

Dos horas y media más tarde allí estaba yo subiendo de nuevo las escaleras.

Pero en lugar de ir flotando sobre el suelo como estaba cuando llegué allí, apenas podía levantar mis pies del suelo para caminar.

Todo el viaje de vuelta a casa fue un tiempo de silencio sombrío.

De hecho, estaba tratando de conseguirle explicación a lo que me acababa de pasar.

Tuve mi primera y peor experiencia de vida y solo podía recordar cuatro palabras de todas esas dos horas y media que acababa de pasar.

Tose y luego inclínate.

Otras tres horas después y estaba retorciéndome en mi asiento en la cafetería.

Como un tipo tímido cuya única experiencia fue en el asiento de atrás de un Plymouth, todo lo que pude decirle a Cecilia fue que el examen había salido bien.

"Pero mi estomago me dolía de todas las flexiones y sentadillas que me hicieron hacer," le dije, y que por eso me iba a casa.

Después de varias noches sin descanso, finalmente llegó la mañana del lunes.

Habiendo casi olvidado las pesadillas del examen, me fui a la oficina local de la 313.

Todo lo que necesitaba era recoger mis documentos de trabajo que me permitían entrar al muelle de Jersey y empezar mi nueva carrera.
Esta vez el guardia me saludó con un,

"Bienvenido nuestro nuevo hermano"

Y me abrió el portón con una gran sonrisa.

En el muelle cada trabajador que pasaba frente a mi tenía una sonrisa y me daba los buenos días, y recibían el mismo saludo de vuelta.

Me sentía bien, como si hubiera estado viajando mucho tiempo y estuviera llegando a casa.

Al entrar en la oficina de la unión la agradable mujer con el cabello rojo recogido en un moño alto y demasiado perfume me pidió ir a la sala de reuniones número cuatro.

Me indicó la puerta situada al inicio del pasillo a la derecha.

El cuatro de la suerte pensé cuando entré y me senté en una gran mesa de conferencia de madera.

Pasando los siguientes diez minutos viendo todos los cuadros de los botes remolcadores y grandes navíos, noté una gran pintura.

Se trataba de un hombre viejo con una pipa y barba blanca, vistiendo un uniforme azul de capitán y un sombrero.

Tal como se veía un verdadero capitán de barco, pensé.

Justo entonces entró el Capataz con una pila de papeles en la mano.

Un ceño fruncido reemplazó la sonrisa que tenía en nuestra última reunión.

"Frankie", dijo, "tengo los resultados de tus exámenes médicos y dice que tienes un problema del corazón".

Me temo que no podremos contratarte.

Te sugerimos que vayas donde un médico y veas que pueden hacer por ti. Buena suerte".

Y salió por la puerta.

Sentado en el bus sin poder creerlo no tenía idea de que hacer.
Además, no podía creer que un doctor en Newark supiera algo de mi corazón por meter su dedo en mi, bueno, ustedes saben.

Estaba devastado y luego del viaje de bus más largo de mi joven vida toqué la puerta de Cecilia.

Ella era muy madura para su edad y sentado en el porche con Cecilia esa noche, ella me convenció de pedir una segunda opinión médica.

Y si, tuve mi segundo beso de verdad. Los viajes en bus parecían ayudar a aclarar mi cabeza así que me monté en el número 23 que hizo un gran círculo alrededor de mi pueblo y me dejó de vuelta donde subí.

Pensativo y mirando la noche lluviosa, las luces de la ciudad tenían un suave halo de reflejo en las ventanas del bus.

En este entorno pacifico, sin presiones adicionales en mi mente, de repente me di cuenta.

¿Dónde mejor para pedir una segunda opinión que con los doctores de la Marina de los Estados Unidos?

¿Por qué no seguir los otros pasos de mi padre?, me dije a mi mismo.

La guerra de Vietnam se había acabado y la Marina en tiempos de paz sonaba como una gran manera de ver el mundo, ahorrar dinero y recibir una educación.

Al menos eso es lo que decían los carteles en el autobús.

Al despertar al otro día tenía nuevas metas.

Únete a la marina, aprende el oficio y recorre el mundo, tal como decía el cartel.

El bus me dejó justo en frente del centro de reclutamiento de Nueva Jersey.

Allí conocí a profesionales uniformados que discutían las muchas opciones disponibles para mí como marinero en la Marina de los Estados Unidos.

Luego de horas de rigurosas pruebas, del tipo que me gustaban, leer, matemáticas y preguntas sobre ciencia, me llevaron a un cuarto con una mesa redonda y me pidieron esperar.

Menos de un minuto después, tres impresionantes hombres, todos en uniforme, entraron y se sentaron conmigo.

Dos llevaban uniforme kaki y el otro un uniforme blanco.

Rápidamente me di cuenta que el hombre de blanco era el jefe.

Se presentó como el Comandante de la compañía, estrechó mi mano y me dijo que tenía todo lo necesario para tener éxito y que era exactamente lo que la marina estaba buscando.

Uno de los hombres vestidos de color caqui me dio algunos papeles y con una gran sonrisa me dijo que se había fijado una cita para un examen físico al otro día en el Hospital de Veteranos del Fuerte Lee.

Entonces se pusieron de pie y se fueron. Era el gran ganador.

No solo recibiría un verdadero examen médico de doctores reales, tenía la oportunidad de aprender un oficio y construir mi futuro, con la Marina.

A pesar de que sabía que me vería genial en el uniforme de la Marina, no quería perturbar a Cecilia o mi madre.

La posibilidad de que pronto estaría enlistado y me largaría, pues bien, decidí guardarme la noticia para mí por el momento.

En el bus de la mañana para ir al Fuerte Lee de Nueva Jersey, que está justo al cruzar el puente desde Nueva York, hay muchos de los habituales anuncios y carteles de reclutamiento.

Observé el cartel de la Marina encima de la ventana del bus y me imaginé a mi mismo en la cubierta de ese barco navegando alrededor del mundo. Wow.

Justo desde las escaleras del edificio del hospital en el Fuerte Lee de Nueva Jersey, este viaje ya hacía parecer la experiencia de Newark como un día de los novatos para delincuentes médicos.

Mi examen médico inició de inmediato en un cuarto de revisión justo detrás del escritorio de la recepción.

Allí estaba una enfermera en un uniforme blanco y otra mujer con ropa azul para cirugías.

Luego de escuchar mi corazón y respiración me tomaron la presión arterial y me pusieron en una caminadora.

Me sentí como mi hámster, su nombre era Washington.

Apenas veinte minutes después entró la enfermera sonriendo pero con un tono serio, para informarme que tenía el pie plano y estaba lamentablemente en baja forma para mi edad.

¿Era por mi nueva relación con Cecilia y el acceso a tartas gratis?

¿Quien sabe? No soy doctor. Sin embargo, complacido de no tener que toser o inclinarme en frente de la enfermera, me enviaron a un cuarto en el segundo piso identificado con un cartel que decía:

Intervención Médica.

Entré y me senté en una gran mesa de conferencias y pocos minutos después, entró un hombre bien arreglado vistiendo una bata de laboratorio con el nombre Dr. C.B Howard bordado en ella.

Tenía lentes redondos y una carpeta de gancho en su mano.

Así es como todo doctor de verdad se ve, pensé.

Se presentó como Dr. Howard, se sentó y habló en mi dirección, pero no a mí.

Entonces habló como si hubiera hecho esto ya mil veces antes.

"Frank," dijo, hemos detectado un problema con tu función cardiaca.

Dime tu historia familiar.

"¿Tiene tu padre en su historial problemas del corazón?"

"Sí, él murió de un infarto," dije.

"¿Y qué edad tenía?"

"47 años. El murió cuando yo tenía 13, fue muy difícil para mi madre y…"

Interrumpiendo me preguntó,
 "¿Y tu abuelo?"

"Sí, él también tuvo un infarto," dije. "Pero no sé ningún detalle al respecto."

"Pues bien, me temo que es genético y desafortunadamente no estas médicamente apto para la Marina.

Tu condición en este momento no es un peligro para tu vida, sin embargo te recomiendo que busques atención médica, ponte en forma y ten una actitud positiva.

Esto contribuirá a que tengas una larga y feliz vida.

Te deseo muy buena suerte".

Al decir eso, se pudo en pie y salió por la puerta.

Pasaron varios minutos antes de que me diera cuenta que nadie vendría por mí y que me habían dejado allí para valerme solo.

Y eso hice.

Pero primero lloré, y lloré y lloré algo más.

Saliendo del Hospital de Veteranos del Fuerte Lee de Nueva Jersey, mis pies apenas se podían mover.

Me sentía como si estuviera caminando por barro muy hondo y estaba seguro que esa era la caminata más larga de mi vida.

Estaba tan confundido que el viaje en bus de vuelta a casa fue totalmente borroso.

Mi mente se paseaba de un lugar a otro y de vuelta.

Para el momento en que caí en cuenta estaba 15 paradas más allá de mi casa.

Me baje y cruce la calle para esperar el bus en la otra dirección, pero en lugar de detenerme y esperar, seguí caminando.

Como un alma perdida y errante lentamente fui serpenteando en dirección a mi casa y una hora más tarde estaba de pie frente a la cafetería.

Cecilia me vio parado allí y empezó a me hizo un gesto con la mano desde a través de la ventana de la cafetería para que entrara.

Me aguanté lo mejor que pude y me senté en la barra esperando que viniera donde yo estaba.

Ella se dio cuenta que estaba afligido al ver mi nariz roja y ojos llorosos y naturalmente me preguntó:

"¿Has estado llorando? ¿Qué ocurre?"

Repentinamente me quedé sin palabras.

No era como si no esperara estas preguntas. Después de todo pasé varias horas explicándome a mi mismo que era lo que iba a decirle a ella. Entonces antes de que cualquier palabra saliera de mi boca, bam, aquí vino el hecho que cambiaría mi vida.

Tal como el boxeador que es golpeado por un gancho de derecha salido de la nada, me dejó en la lona.

Tendido sobre mi espalda mirando a las luces del techo y preguntándome que rayos acababa de pasar, sabía que estaba en problemas.

Esta, la segunda chica que había besado en la vida, me tomó la mano, me miró a los ojos y dijo,

"Sabes Frankie, si vas a salir con la mesera de la cafetería local, la chica que todo sujeto que nunca pidió unos huevos revueltos con pan tostado quiere besar, tienes que ser un hombre de verdad.

Para ser mi hombre tienes que ser fuerte, tener confianza y éxito.

Lo cual de hecho es lo que veo en ti cada vez que te miro."

"Así que, ¿qué puede hacer a ese hombre, mi hombre, llorar?", preguntó.

Al decir eso la miré a los ojos y le dije la mentira que me atormentaría por los siguientes 20 años.

"Cecilia, estaba saliendo de la oficina del doctor en el Fuerte Lee donde me hicieron el examen físico, y por cierto, todo está bien. Y cuando me monté en el bus y me senté vi a un cachorro ser atropellado por un coche.
No me lo puedo sacar de la mente.

Algún día tenemos que comprar un cachorro y ponerle Lee en honor a ese pobre perro".

Con una lágrima en el ojo se inclinó sobre la barra y me dio un gran beso y la promesa de hacer eso.

Desde ese momento y hasta hoy, fui la definición de libro de un tipo duro. Me case a los 21 y trabajaba como vendedor en Manhattan.

Salía de casa temprano cada mañana y tomaba el bus para tomar el tren y el metro.

Eventualmente estaba ante las escaleras en la estación Canal Street en Broadway, cerca de la zona de China Town y Little Italy de Manhattan y empezaba mi caminata diaria.

Mi trabajo era vender fotocopiadoras, maquinas de fax y cajas registradoras sin cinta de papel.

Estaba en medio de explosión de los equipos de oficina, pero no era un trabajo fácil.

Ser el tipo duro consumado en verdad me ayudó en mi carrera.

Verán, era un vendedor de puerta a puerta, pero las puertas estaban todas cerradas.

Cada una de las entradas de estos edificios estaban custodiadas por uniformados del tipo Elliot Ness, policías retirados o peor, personal de mantenimiento que apenas si hablaban inglés.

Me convertí en un tipo duro de caminar rápido y de fácil hablar por norma porque necesitaba superar estas barreras para ganarme la vida.

Entrando, haciendo el trabajo y siguiendo por más, pronto me convertí en el vendedor número uno de la compañía.

Allí estaba yo, bajando del bus por la noche para caminar con mi chica y luego mi esposa a casa, vistiendo un traje y corbata.
Caminaba con pasos confiados y dinero en el bolsillo y tenía todo lo que un hombre pudiera desear.

Una hermosa esposa, un gran trabajo, un nuevo convertible en mi garaje y mi propia casa.
En efecto, la definición de libro de texto del éxito y superando enormemente cualquier esperanza que mi padre tuviera de mi.
En cuanto a Cecilia, ella quería seguir trabajando en la cafetería hasta que tuviéramos hijos.

Si hay algo que aprendí es que después de que todos leen el menú, la joven y atractiva camarera atrapa la atención.

Pero yo estaba tranquilo, porque si el anillo de diamante no los disuade, los clientes habituales en la barra seguramente les advertirán.

En todo caso ella era mi chica y no se equivoquen, todos los que se sentaban allí sabían que la camarera más guapa del pueblo estaba fuera del mercado.

Entonces quedó embarazada y empezamos a crecer.

Gemelos, un niño y una niña con solo tres minutos de diferencia entre uno y otro.

Al menos eso es lo que me dijeron.

Mi hija fue la primera, entonces el doctor dijo que allí venía el otro y fue cuando perdí la noción del tiempo.

Mi mente ya estaba enfocada en ir al supermercado por pañales, visitas al médico, juegos de fútbol soccer, universidades, capillas de boda y todo lo que digan.

Increíblemente todas sus vidas pasaron frente a mis ojos y los niños ni siquiera estaban en brazos de mi esposa aún.

Loco, ¿cierto?

¿Eh?

Que bueno que era un tipo duro.
Y no mucho después vino Lee, un cachorro Golden Retriever que adoraba a los niños, era más obediente que los niños y que se convirtió en parte de la familia al instante.

La otra cosa que Lee hacía con solo estar en el cuarto era recordarme que una sola flecha en el talón de Aquiles fue todo lo que se necesitó para hacer caer a un Dios.

Lee me hacía preguntarme, ¿qué se necesitará para hacer caer a un tipo duro?

Hice la mayoría de las cosas que el doctor de la Marina me dijo, me mantuve en muy buena forma para mi edad, 47 cumplidos la semana pasada.

Caminar por Manhattan y subir las escaleras en el metro todos los días puso algo de músculo en mis piernas y ayudó a un sujeto que le gusta comer a mantener su peso bajo control.

Siempre que me sintiera bien, me dije que no había más motivos para preocuparme.

Después de todo ya era mayor de lo que era mi papá así que pensé que el problema se había saltado una generación.

Conforme pasó el tiempo, Cecilia era un ama de casa, los niños pronto se graduaron de secundaria y me sentía presionado en darles algún consejo paternal que les sirviera en el mundo real.

Pensando en el consejo que me dieron mi padre y mi abuelo, eventualmente pensé en la cosa más importante que me dijeron.

Lo modernicé con mi experiencia de vida para decírselo a mis niños.

Mi abuelo decía:

"Nunca tomes un laxante y una píldora para dormir al mismo tiempo."

Aunque esto tenía mucho sentido, mis hijos no iban a escuchar ningún consejo que involucrara un laxante, eso es seguro.

Mi padre eventualmente modernizó el mismo consejo para decir:

"Empieza teniendo el final en cuenta."
Lo cual tiene sentido, pero decidí ir en una dirección totalmente nueva basado en mi éxito en los negocios y le dije a mis hijos:

"No le mientan a nadie y no tendrán que mirar sobre su hombro para ver a donde irán luego."
Y fue en ese momento cuanto Lee entró caminando hacía mi con esos ojos honestos y me miró, recordándome en silencio mi gran mentira.

De vuelta como un destello estaba el recuerdo de ese horrible día y ese largo viaje en bus desde el Fuerte Lee cuando me dijeron acerca de mi condición cardiaca confirmada por segunda vez.

Fue entonces, viendo a los ojos a mi perro, que vi el reflejo de mi vida y decidí que no podía postergar más la decisión.

Era tiempo de que fuera honesto conmigo mismo y fuera a ver a un doctor acercade mi corazón.

Por supuesto, todavía no era hora de ser honesto con mi esposa.

Sin decirle a Cecilia, hice una cita con un altamente calificado cardiólogo en otra ciudad donde nadie me conociera, Ramsey Nueva Jersey.

Resultó que la medicina había avanzado mucho desde la consulta en el Departamento de Salud de Newark casi 20 años antes.

Tristemente, me enteré rápidamente y de la manera más dura, me temo, que el viejo toser e inclinarse siguen siendo todavía las bases de los descubrimientos médicos.

En todo caso, entré al cardiólogo con una actitud indiferente y unas expectativas extremadamente confiadas.

Con más de 47 años, viviendo más que mi padre y mi abuelo y sintiéndome bien, la palabra preocupación no estaba en mi vocabulario.

Claro, hasta la misma mañana siguiente, mientras estaba en el Hospital del Condado de Wayne siendo preparado para una cirugía de corazón abierto en el ala de la Unidad de Terapia Intensiva Cardiaca.

Estaba conectado a todos estos monitores y maquinas que estaban revisando todo lo que puedan imaginar.
Así es como luce todo gran hospital, me dije a mi mismo.

Aquí estaba yo, viviendo la profecía descubierta inicialmente por un tipo en el Departamento de Salud de Newark en Nueva Jersey luego de meterme un dedo en el…

Aún no lo entiendo pero todos los Oráculos de hecho estaban en lo correcto, demonios.

Cuatro grandes bloqueos que requieren una operación inmediata de bypass cuádruple fue el resultado del examen médico.

"Tiene suerte de estar vivo", es lo que escuché que el doctor le dijo a mi esposa.

Siendo el tipo duro hasta el final, bromeé con mi esposa e hijos cuando me llevaban a cirugía diciéndoles que me había sacado la oferta de "compre tres y lleve una comida gratis"

Luego de decirles que los amaba y que los vería en unas horas, hice un círculo en el aire con mi dedo.

Justo como el anunciador de la Indy 500 diciéndoles a los pilotos que enciendan sus motores, giré mi dedo y luego le dije al asistente que empujaba mi camilla, "vamos a montar."

Pues bien, por la gracia de Dios y de unas personas muy talentosas cuyas madres no les dejaron salir a jugar stickball después de la escuela, aquí estoy.

¿Me preguntas si cambia la vida después de una cirugía a corazón abierto?

Eventualmente superarás la cirugía y los dolores de la recuperación.

La mayor parte del tiempo te olvidas de preocuparte por las incertidumbres de cada nuevo ruido o punzada de ese cuerpo que pensabas que conocías tan bien a estas alturas.

Entonces unos diez años más tarde cuando ya has olvidado por completo que es tener miedo, durante una visita de rutina al cardiólogo, lo adivinaron, el gancho?

La visita se transforma en una conversación sobre la necesidad de perder peso y controlar el consumo de sal, tal como esperabas.
No, estas próximo a saber mucho más de lo que te importa sobre un marcapasos y van a tener que insertarte uno en el corazón el próximo martes por la mañana.

Wow, nunca vi eso venir.

Es el tipo duro haciendo ese maldito viaje en bus de nuevo.

"Así que oficial, para contestar a su pregunta, estoy sentado aquí porque estaba buscando un lugar donde estuviera bien estar asustado."

Por un largo rato el policía estuvo allí parado tranquilo y extendió su mano para estrechar la mía diciendo:

"Sus secretos están a salvo conmigo señor."

Se fue caminando y se acercó el micrófono colocado en el cuello de su camisa y dijo:

"Control, esta es la patrulla 41, falsa alarma en la Granja Baker."

"Muy bien 41. ¿Donde estabas Rick? Ha pasado una hora. Íbamos a mandar refuerzos si no oíamos de ti pronto."

"Solo estaba revisando el área Control. Voy a tomarme un breve descanso y correré a casa para darles un beso a mi esposa e hijos y volveré a la calle. 41, cambio y fuera."

¿Quien es Ira D. Levofsky?

Es uno de los que cree que, aunque su mensaje es frecuentemente en tercera persona, presentado con un fuerte grado de ingenio, a menudo políticamente incorrecto y ocasionalmente cargado de un sentido de vulgaridad artística, lleva un mensaje importante.

El mensaje de que hay líderes en todos los ámbitos de la vida, que no están fuera soportando el calor del día, esquivando torrentes de lluvia o temblando del frió mientras el Sol se oculta en sus tareas asignadas. Ellos que no pueden y a menudo no han tenido la experiencia, la sed por el éxito impulsada por la adrenalina en todas y cada una de las labores que envuelven su ser, sin embargo, lideran.

Aunque la definición moderna puede ser Mariscal de Campo de Sillón, sigue siendo cierta a través del tiempo. Por derecho de nacimiento, suerte fortuita o haber obtenido el título y luego olvidar sus raíces y el trayecto que les llevó hasta allí, muchos se sientan en su pedestal dirigiendo a aquellos que trabajan duro en su nombre.

Su propósito, estatura y muchas veces su propia existencia está basada en su esfuerzo, su coraje y su éxito individual en todo lo que hacen.

Esa, mi nuevo amigo, es una verdad de la vida.

El formidable reto que pongo ante mí en mis trabajos escritos, como he hecho a diario en mi vida, es tener éxito y liderar en mi propia vida, por ejemplo, hechos y palabras.

Duerme tranquilo al saber que has hecho lo correcto, has puesto el ejemplo y completado la tarea a mano con lo mejor de tu habilidad, satisfaciendo tus propias expectativas cada día.

Si otros brillan gracias a tu éxito o evitan uno de los muchos escollos de la vida debido a las lecciones aprendidas de tu experiencia, entonces has sido realmente bendecido.Así es como vivo y es la verdadera descripción de un tal Ira D. Levofsky que coloco como mi perfil para el propósito de esta rápida presentación.

"Es más fácil dar un consejo desde atrás y protegido, que probar su merito en el fren

www.ingramcontent.com/pod-product-compliance
Lightning Source LLC
Chambersburg PA
CBHW060643290526
45793CB00001B/371